医学がヒーローであった頃

ポリオとの闘いにみるアメリカと日本

小野啓郎

HANDAI Livre 007
大阪大学出版会

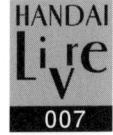

目次

プロローグ

自分たちの命を託す日本の医療水準は高いのか、低いのか、あるいは並みなのか。これは皆さん関心のあるところでしょう。同時に私たち医師が即座に答えにくい質問でもあります。なぜか。長らく医療の現場にいた者として、私たちは医療の「良いところ」も、皆さんの知らない問題点もわきまえているからです。

日本医師会の公式の見解では日本の医療水準は世界一です。少し専門的になりますが、データを見ましょう。健康寿命や医療の公平性、および医療負担の公平性などからみて日本の医療が達成度「ナンバーワン」だと、二〇〇〇年に世界保健機構（ＷＨＯ）が発表しました（表1）。また、乳幼児死亡率が世界一低いことも、男女の平均寿命が世界一長いことも、優れた医療の成果だと医師会は主張したいわけです（表2）。

	健康寿命	健康平等性	健康達成度の総合評価	一人当たり国内総生産(1998)	総医療費と国内総生産との比(1998)
日本	**1位**	**3位**	**1位**	**5位**	**18位**
オーストラリア	2	17	12	17	7
フランス	3	12	6	12	5
イタリア	6	14	11	16	14
カナダ	12	18	7	18	6
英国	14	2	9	14	21
ドイツ	22	20	14	8	3
米国	24	32	15	4	1

(出典：WHO（世界保健機関）2000，OECD（経済協力開発機構）2000，主要8カ国のランキングを示したもの)

表1　健康寿命と医療費などの国際比較（日本医師会ホームページより）

	乳幼児死亡率(出生千人対)	平均寿命	
		(男)	(女)
日本	**3.6人**	**77.1歳**	**84.0歳**
スウェーデン	4.0	76.2	81.4
イギリス	6.1	74.3	79.5
フランス	4.9	74.6	82.2
ドイツ	5.0	73.3	79.7
米国	7.6	73.6	79.4

(出典：WHO Annual, UN Demographic Yearbook. 本比較は各国の直近データによる)

表2　乳幼児死亡率と平均寿命の国際比較（日本医師会ホームページより）

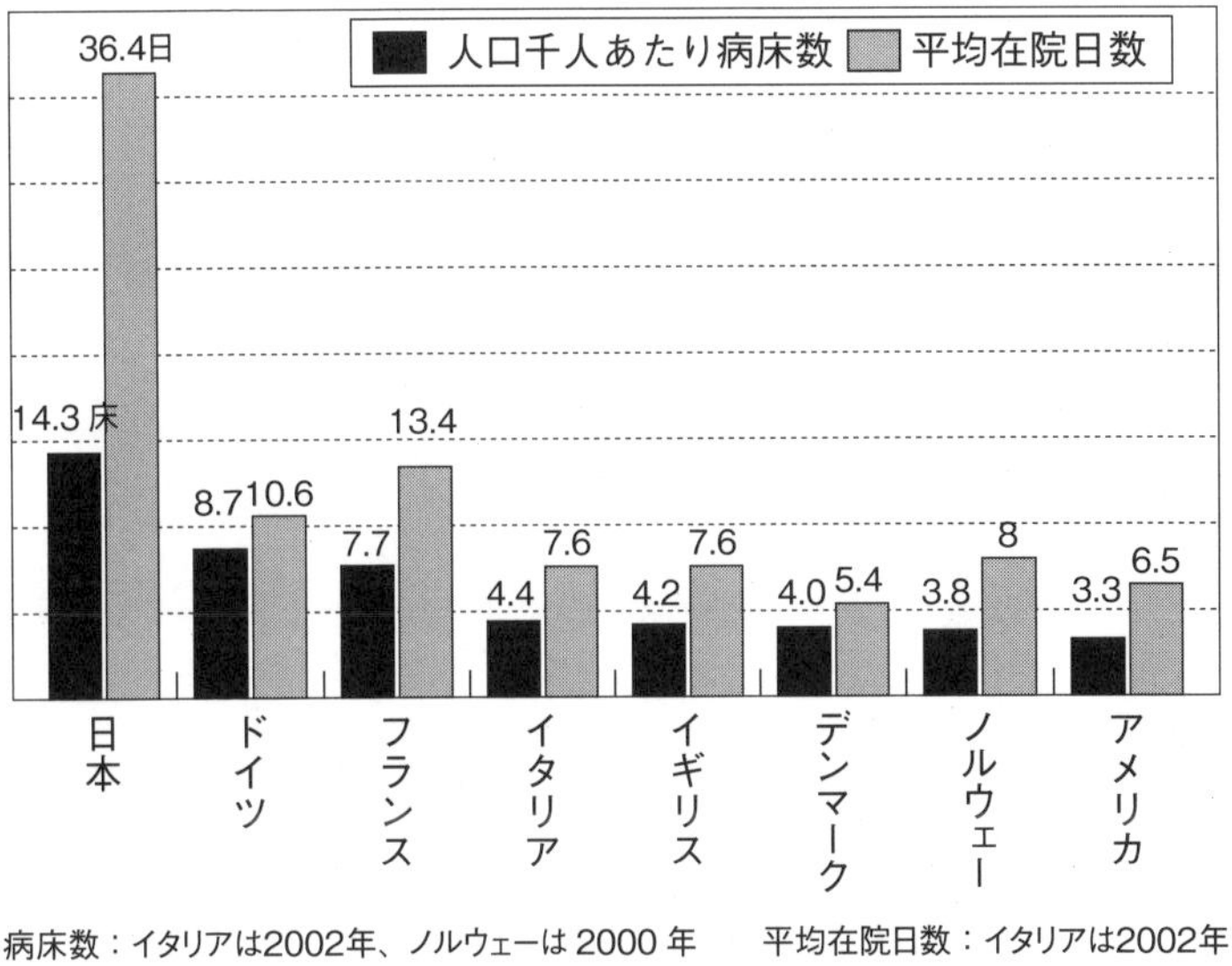

図１　人口千人あたりの病床数および平均在院日数（2003）
（日本医師会ホームページより）

そのとおりでしょう。しかし同時に日本の医療には問題点も少なくありません。それは病床数・患者の在院日数および年間受診回数などです。これらの数値が先進国の平均に較べて三倍から五倍というのは、どうみても適正だと思えないわけです（図１）。これは深刻な問題です。というのは医療費も嵩みますし、一病床あたりの医師や看護師数が欧米の三分の一、五分の一になるからです。この数年、日本の医療制度は毎年のように改定されますが、その主な課題がこの過剰と思われる部分の是正といってよいでしょう。乳幼児の死亡率が低いことも、国民が総じて長生きであることも、手厚い医療のおかげだけではありません。生活レベルの高いことや教育の普及に結びつける見解もあるのです。むしろ小児科医の足りないこと、夜間の小児救急病院が少ない現状がいつまでたっても解消されないのを、国民は憂います。

医療の現状に不満を抱く人々も、この国の皆保険医療制度には納得しているのではないでしょうか。アメリカには医療保険を持たない人たちが国民の七分の一もいて、悲惨を極めるという記事がよく引用されます。日本のように「いつでも、だれでも、どこでも」治療を受けられるという国民皆保険医療制度というのは素晴らしいことです。ではなぜ地方の市民病院から医師が大挙して辞めていくのでしょうか。不足するのは小児科医だけではありません。産科医不在のために妊婦が入院できなかったり、麻酔医が確保できないために外科手術をやめてしまった中核病院など、二一世紀のこの国では、予想しなかったような医療不在が次々と起きています。医療事故や院内感染も後を絶ちません。

「この国の医療水準は?」と問われた折に私たち医師がとまどうのは、こんな現状を知っているからです。医学は確かに急速に進歩しました。とりわけ二〇世紀後半から二一世紀にかけて、医学研究は新しい知見と新技術を生み出しました。たとえば癌の早期診断に役立つ診断画像の進歩(MRI、PET)や、脳や心臓の血管を再開通させる技術開発を挙げることができましょう。胸を開くのではありません。手足の静脈から細い管を心臓の血管まで送り込むので、体への負担はごく軽く済みます。その一方で、医師の基礎的修練が長らく不十分のままでした。卒業後の臨床研修制度は二〇〇四年になってようやく義務化されました。医師教育の観点からみればアメリカに一世紀近く遅れているのです。進歩する医学・医療を学ぶ医師の生涯教育も不十分なままです。

率直に私の見解を述べましょう。日本では、二〇世紀に医学と医療技術は急速に進歩しました。ただし国民の誰もが納得のいく医療を受けられる体制にはありません。医療制度に、医療機関に、そして医師に問題があるからです。

医学が文句なしにヒーローになることはありえないのでしょうか。国民が文字通り浄財を募って研究資金を集め、医学研究者たちが期待にこたえて新しい治療法を開発し、大勢の命を救う……このような胸のすく成功譚は夢なのでしょうか。

実はそれがあったのです。二〇世紀半ばのアメリカでおこった脊髄性小児マヒ（ポリオ）制圧の物語がそれです。脊髄性小児マヒは一九世紀の末頃からしばしば欧米で流行し、子供たちの手足を麻痺させ、ときには呼吸マヒによって命を奪いました。アメリカの研究者たちは、さまざまな試みの末にワクチンを開発し、周到な計画のもとに、親と子がその治験に進んで参加しました。その結果、世界中の子供たちが、ワクチンで小児マヒの悲劇を免れることになりました。ワクチン開発者・治験参加者はもとより、アメリカ医学がヒーローになったのです。

敗戦後の日本でも小児マヒが各地に流行しました。しかし、結局は、アメリカで開発された生ワクチンを大量に輸入することで小児マヒを制圧することになります。あたかもペニシリンのように、生ワクチンが小児マヒの病原体に効いたのです。

日本は自力でワクチンを作れなかったのでしょうか。とんでもありません。ワクチンの製造はもとより、日本の細菌学研究や免疫学研究は、明治の時代（一九世紀）にすでに国際的なレベルにあったのです。伝染病研究所は北里柴三郎・志賀潔・秦佐八郎らの逸材を擁し、その名は世界に喧伝されていました。それなのに自力で小児マヒの流行を阻止できなかったのです。それはなぜか、制圧に向けた医学者のどのような努力があったのか、気になるところです。二〇世紀の前半には、伝染病研究の焦点は細菌からウイルスに移っていました。優れた細菌学者を輩出したわが国であっても、ウイルスという新しい病原体の研究には遅れをとったように見えます。

小児マヒという疫病の流行に立ち向かう両国の社会の体制のあいだに、どのような違いがあったのでしょうか。たとえば検疫や隔離を含む防疫対策です。日本では一八九七年（明治三〇年）制定の伝染病予防法がまさに疫病に立ち向かう社会体制をつくろうとしたのでした。しかしこのときは、コレラなどと違ってポリオのように伝染経路の分からない疫病を想定していなかったのです。調べてみますと、敗戦後のポリオ流行時にも、患者の発生動向の調査や、有効な防疫体制つくりができなかったのです。それも一因で小児マヒが大流行し、蜂の巣をつついたような騒ぎを起こしました。この騒ぎは、国がワクチンを輸入して一斉投与に踏み切った後は、潮が引くように静まりました。アメリカのように首尾一貫した、息の長い国民運動は盛り上がらずじまいでした。先駆的であった日本の伝染病研究所や、戦後に誕生した予防衛生研究所、あるいは厚生省は、このとき一体どうしていたのでしょうか。こういうこともこの本で書いてみたいと思っています。

アメリカと日本を比べると、微生物研究者も研究施設も段違いにアメリカ優位でした。アメリカでは、ポリオ禍を前にして、ウイルスの基礎研究とワクチン開発がともに熱を帯びます。学術雑誌に報告される研究業績が小児マヒ財団からの資金供与の額を左右しますから、競争は熾烈でした。研究者たちの「見えない敵（ウイルス）との戦い」はスリル満点です。結果としてアメリカでは、性質の全く違う二種類のワクチンを完成させました。「己のスタイルに徹する研究者たち」にも感心させられます。できたばかりのワクチンの接種試験に参加するポリオ・パイオニアの子供たちも見上げたものです。

医療へのアクセスが公平で、費用負担も納得のいく範囲内である、という日本の医師会の主張に賛成する一方で、世界一の医療水準という見解に私は異議を唱えました。スペイン風邪やポリオに対する日本の医学史・医療史の空白が気になってしかたないのです。私の胸のうちには「輝かしい伝統を持った日本の細菌学はどこへいったのか」という疑念が長年巣食っています。

こうした疑念が私の好奇心を掻き立て、本にまとめてみたくなりました。この本は医学がヒーローであった歴史と、その主役である研究者の物語です。ポリオ撲滅に心血を注いだ、主にアメリカの研究者が登場します。同時に、同じ道筋を辿っているように見えながら、実際にはヒーローになれなかった日本の事情にも触れないわけにはいきません。ポリオとの闘いぶりを切り口に、医学と医療の日米両国における違いを鮮明にしたい。

しかしヒーローになれなかった日本の医学を告発したり責任を追及するのが目的ではないのです。ポリオに関する日本の医学史の空白を少しでも埋め、問題を明らかにし、日本の医療の改善に役立てられたらと願っています。私はもともと医史学に詳しいわけではありません。畑違いの整形外科医であり、誤解や見落としも少なくあるまいと危惧します。ご叱正を賜れば幸甚です。

第一章　ポリオに苦しんだ人類

忘れられた昭和の悲劇

…古びた木造の一棟が隔離病舎で、大人用のベッドに五人の子供が寝かされ、かたわらに不眠の看護と不安にやつれた母親がつきそっている。

どの子供にも手か足にあきらかなマヒが現れており、両足と片手をおかされた子供もいる。一番重症なのは一歳五ヶ月のM子ちゃんで、マヒは左手だけだが熱は三十九度をこえ、呼吸が浅い上に不規則で、すでに呼吸マヒの徴候もみえる。酸素吸入器をわが子の口もとにかざすお母さんに発病の経過を訊ねた。「四日ほど前に熱が出たので、医者に見せたらカゼだといわれたので寝かせておきました。すると、おととい になって急に熱が三十九度にも上り、身体がけいれんするんです。おどろいて医者をよんだらやっぱりカゼで、扁桃腺もわるくなっている、といわれました。ところが今朝になったら左の手がダラリと垂れて動かせないのです。そして時々吐くようになりました。すぐ病院へつれてきたら今度は小児マヒだといわれ、隔離（病棟）にいれられました。もっと早くわからなかったものでしょうか」――金光正次札幌医大衛生学教授（川喜田愛郎編『小

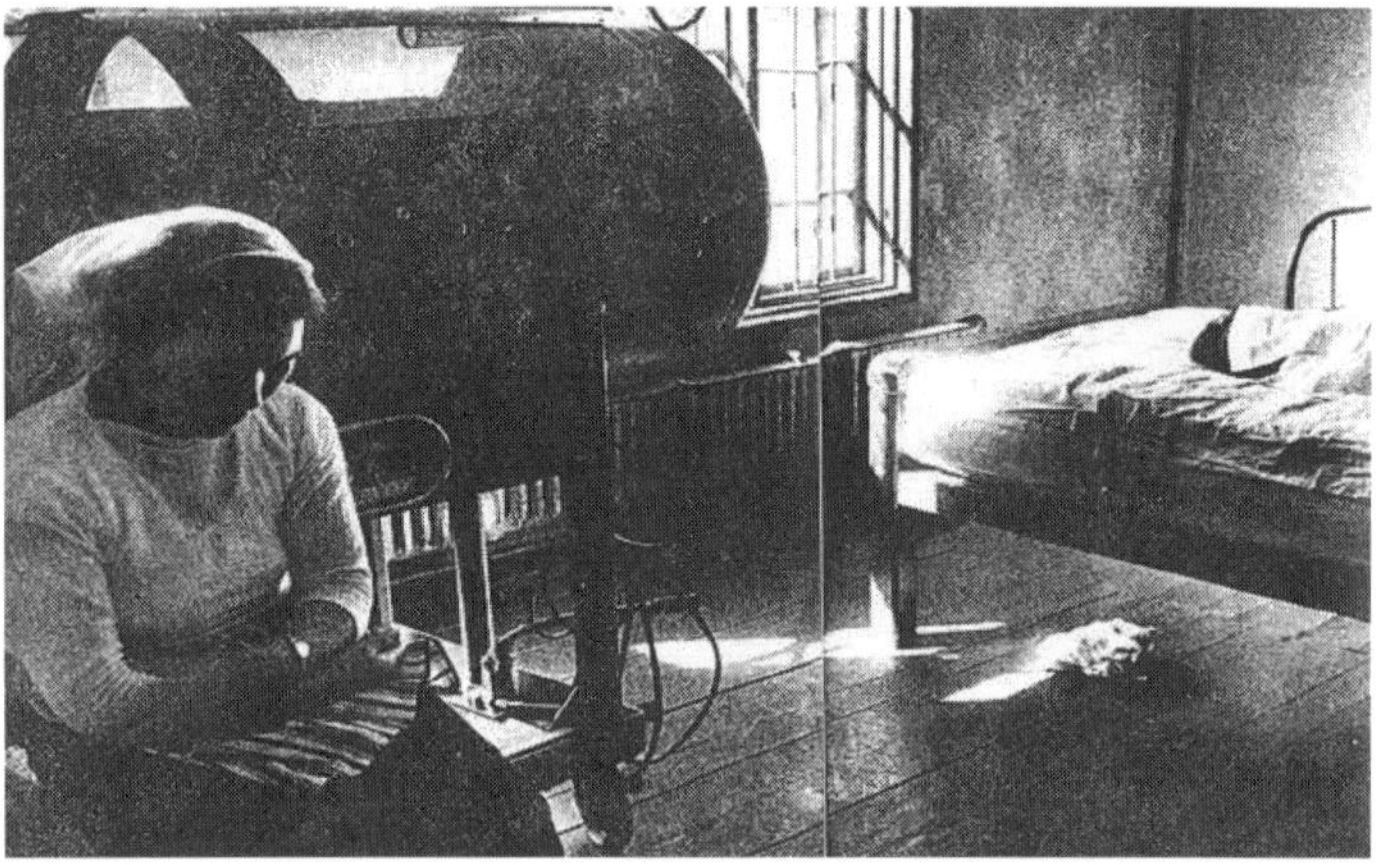

図２　いたいけな子供の死を嘆く母親。その背後の「鉄の肺」がむなしい
（『河又松次郎写真集』より）

児マヒ』一九六一年より）。

一九六〇年（昭和三五年）に北海道の夕張を中心に広がった脊髄性小児マヒ（ポリオ）は特に呼吸マヒの率が高く、死亡する患児が相次ぎました。呼吸マヒに陥っても「鉄の肺」は全道に数台しかなく、嘆き悲しむ親たちの目の前で、子供たちは苦しみながら死んでいったのです。日本製ワクチンは決定的に不足し、カトリック教会が善意でアメリカから輸入したワクチンも、国の検定がないという理由から使用は許されませんでした。運び込まれた「鉄の肺」も間に合わず、小さなきがらの傍らで涙に暮れる母親の姿が哀れです（図2）。

それにしても、一九六〇年のポリオ流行は目新しいものだったのでしょうか。そうではありません。ポリオの疫病史は日本でも明治時代に遡

年次	患者数	罹患率(人口10万対率)	死者数	死亡率(人口10万対率)	致命率%(死者数/患者数×100)
昭和22年(1947)	275	……	12	……	4.4
昭和23年(1948)	993	1.2	775	1.0	78.0
昭和24年(1949)	3,127	3.8	1,074	1.3	34.3
昭和25年(1950)	3,212	3.9	775	0.9	24.1
昭和26年(1951)	4,233	5.0	570	0.7	13.5
昭和28年(1953)	2,286	2.6	441	0.5	19.4
昭和29年(1954)	1,921	2.2	442	0.5	23.0
昭和30年(1955)	1,314	1.5	314	0.4	23.9
昭和31年(1956)	1,497	1.7	290	0.3	19.4
昭和32年(1957)	1,718	1.9	255	0.3	14.8
昭和33年(1958)	2,610	2.8	247	0.3	9.5
昭和34年(1959)	2,917	3.1	200	0.2	6.8
昭和35年(1960)	5,606	6.0	317	0.3	5.6
★昭和36年(1961)	2,436	2.6	168	0.2	6.9
★昭和37年(1962)	289	0.3	55	0.1	19.0
★昭和38年(1963)	131	0.1			
昭和39年(1964)	84				
昭和40年(1965)	76				
昭和41年(1966)	33				
昭和42年(1967)	26				
昭和43年(1968)	20				
昭和44年(1969)	16				
昭和45年(1970)	8				

★印は輸入生ワクチン接種の年次

表３　日本におけるポリオ患者数の年次別推移（厚生省資料より）

ることができます。一九三八年、一九四〇年には京阪神を中心に呼吸マヒによる死亡率の高い悪性のポリオ流行があったといいます。しかし正確な状況はつかめていません。甲野禮作によれば（『ウイルスと人間』一九八一年）、戦後青森県八戸市の流行を皮切りに、一九六一年までに約三〇回の集団発生が記録されているといいます。ポリオが届出伝染病になったのが一九四七年、指定伝染病になったのが一九五九年です（表３）。毎年数千人が罹患し、日本中の親たちを恐怖に陥れたことでしょう。診断がついても手の打ちようがないのです。ウイルス性伝染病であることは分かっていたはずですから、医師たちははじめから治療を断念した気配すらあります。

一九五五年当時、インターン生だった私たちが大学病院の小児科の処置室で目にするのは、泣き叫ぶ患児たちでした。子供たちを押さえつけて、当時効果があるとされたグルタミールコリンを脊椎注射するのが小児科医の日常でした。

今なら常識ですが、ポリオの病原体であるウイルスはこれまでの伝染病の病原体と全く違ったのです。病原体がウイルスであるということは、患者を早く見つけて隔離することや、細菌に効くワクチンを打って感染を予防するという伝染病の常套手段が役立たないということです。保健所や大学病院でも、病原体の特定が容易ではなかったこと、病原体を取り出して培養するにしても、ウイルスの場合には、組織培養という新規の技術開発が必要でしたし、光学顕微鏡には見えない相手なので、免疫学や実験動物を巧みに利用する高い総合力が求められました。

結局、世論に屈して、一九六一年六月二二日、厚生省はついに一三〇〇万人分の生(なま)ワクチンの緊急輸入に踏み切りました。輸入先はソ連とカナダです。国家検定を経ずに夥しい数の子供たちにワクチンを接種しようとしたわけです。これに伴い古井喜美厚生大臣は「この超法規的な措置は非常対策として採られたものであり、希望する対象者に十分な量を提供すること、各家庭において各自のなしうる予防上の注意と措置を、悔いなきよう励行されんことを望む」という異例の

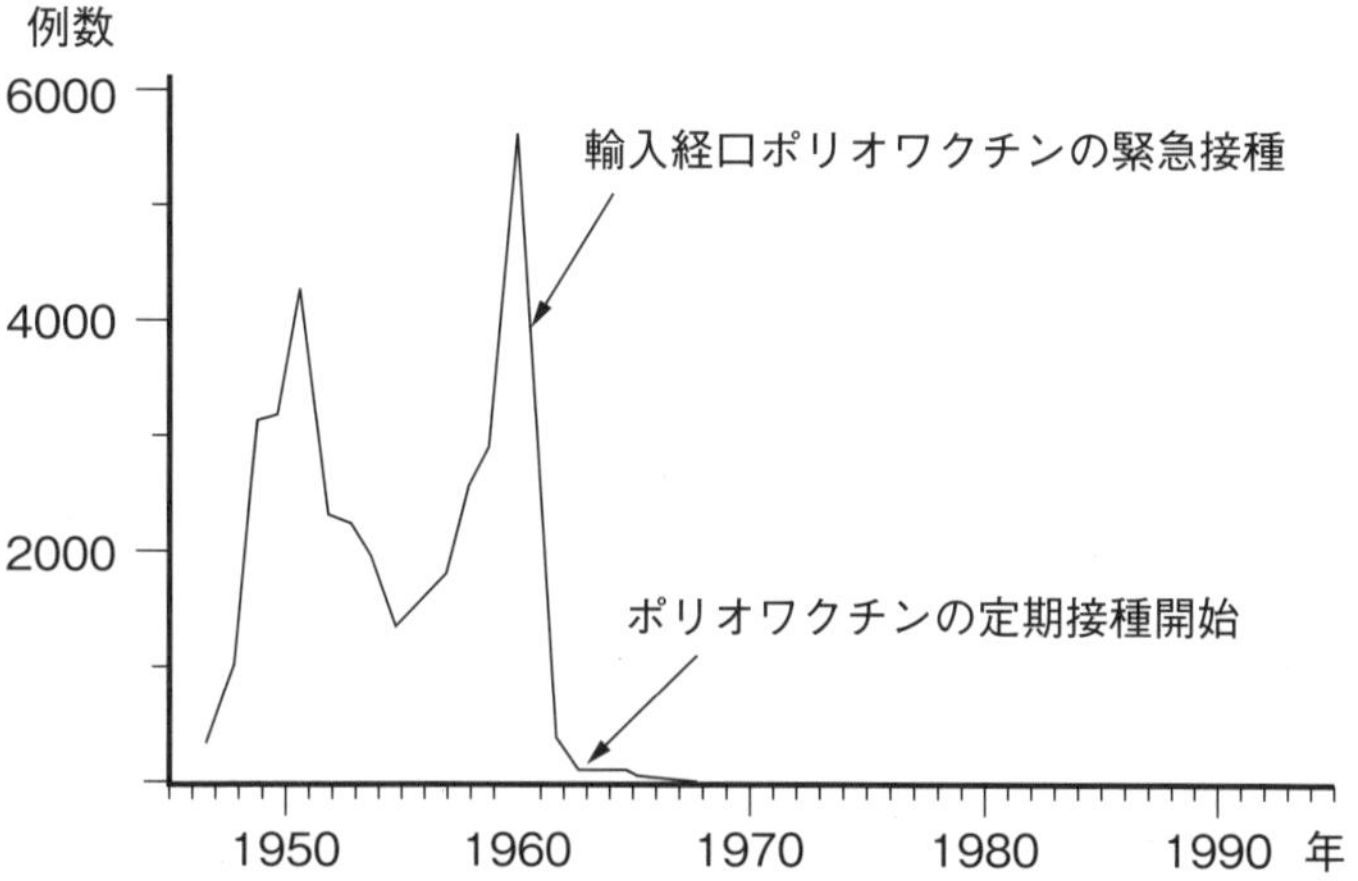

図３　国内のポリオ患者数の年次推移。生ワクチンの輸入（1961年）と一斉接種によるポリオ制圧があきらか（厚生省資料より）

大臣声明をだしました。ポリオをめぐる混乱や国の失態に対し、厚生大臣がいわば首をかけた形で収拾に乗り出したわけです。輸入生（なま）ワクチンの一斉投与で新たなポリオ発生は見事に抑えられました。こうして予想以上の速さでポリオは制圧されていったのです（図３）。生ワクチンの効目がそれほど偉大であったということになりますが、九〇パーセントを越える各地の接種率も「劇的なポリオ制圧」を後押ししました。

　生ワクチンの緊急輸入と一斉投与の翌年になって（一九六二年）、ようやく東大小児科の高津忠夫教授を長とするポリオ監視委員会が結成され、厚生省の流行予測の一環に組み込まれたといいます。これは全くの後追いに過ぎません。病原微生物研究者の川喜田愛郎は先の著書『小児マヒ』のむすびでながながと責任問題を論じていますが、これは言い訳の弁ではないかと私は思いました。

アメリカのポリオ制圧に携わった研究者は、内科医でも小児科医でもありません。第一級の微生物学者や免疫研究者か、大型接種試験を企画した公衆衛生学者です。この事実を次章以下に詳しく紹介しますが、不幸な子供たちのすぐ傍に高度の基礎研究と公衆衛生学があったこと、この体制こそが、二〇世紀初頭にアメリカ医学が目指したものだったのです。それがアメリカの医学をヒーローにしたのでした。

ハイネ・メディン病から疫病ポリオへ

医学雑誌を調べますと、脊髄性小児マヒとしてのポリオは一九世紀の終わり頃から、欧米先進国で流行を繰り返し、その勢いは一九五〇年代まで続くことが分かります。ポリオに罹ったらしい痕跡は紀元前三七〇〇年と推定されるエジプトのミイラにありますし、紀元前一五〇〇年の板碑のレリーフはポリオらしい若者の姿を留めています（図4）。杖で立つ若者の足がポリオの後遺症特有の変形を示しているのです。つまり人類の歴史とともにこの病気はあったものと想像されますが、伝染病として認識されるのが遅れたのです。歴史上最初にこのマヒ疾患を報告したのは英国の医師アンダーウッドで、一七八四年のことです。しかし彼もまたこれが、伝染性の病気とは気づきませんでした。

次に小児マヒの病状を詳しく報告したのは、ドイツのハイネ医師（一八四〇年）でした。小児の脊髄性マヒという本体を正確に記録したのが彼なのです。そして、この病気が伝染性だと報告したのはスエーデンのメディン医師（一八八七年）でした。メディンは、スエーデンとノルウェーで相次いだポリオの流行を体験したのです。その昔、ポリオが「ハイネ・メディン病」と呼ばれていたのはこのようなわけです。死亡した患者を解剖した結果、その脊髄に主病巣があることを見出したドイツの内科医クスマールが、急性脊髄前角炎という学名を与えました。ポリオというのは略語で、ポリオミエリティス（poliomyelitis anterior acuta）が正しい。脊髄の運動神経が集まった脊髄前

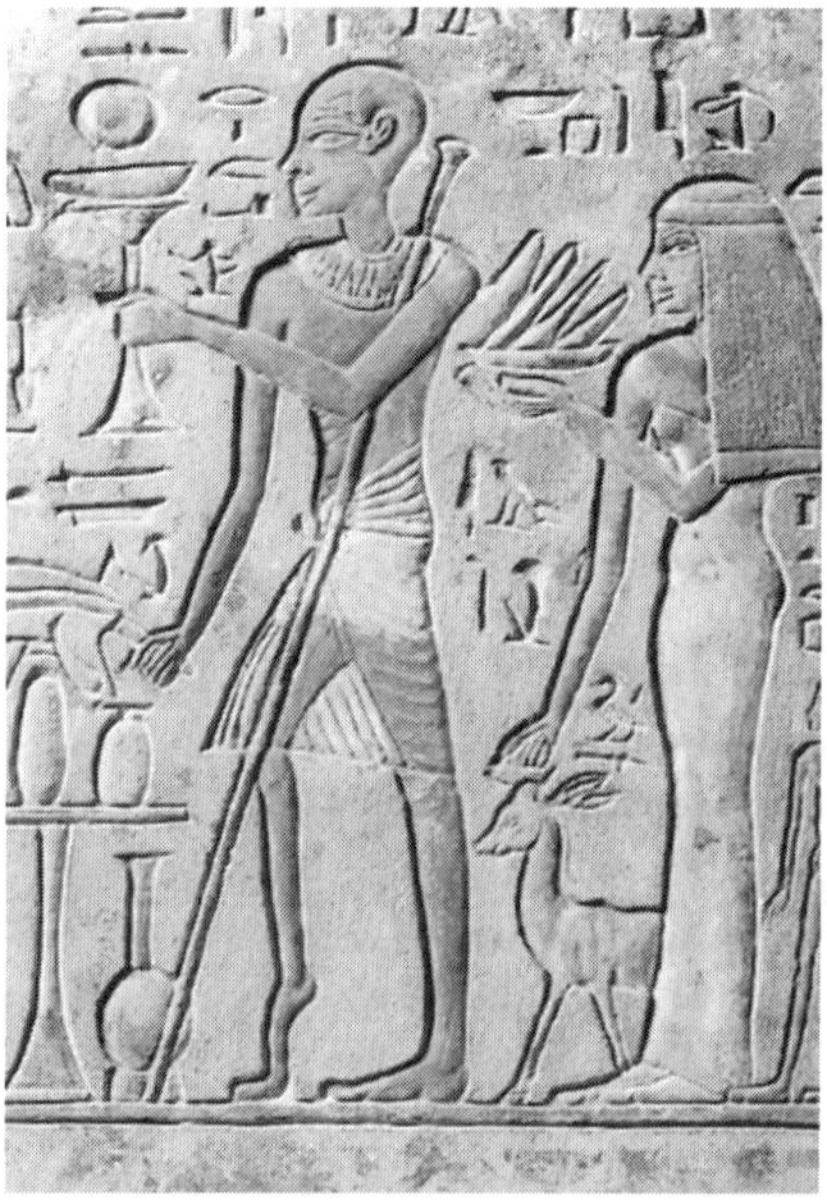

図４　エジプト王朝時代の板碑に残るポリオの若者像。細く短い下肢と尖足、杖がポリオ後遺症を物語る（カバー写真参照）（カールスバーグ美術館蔵（デンマーク））

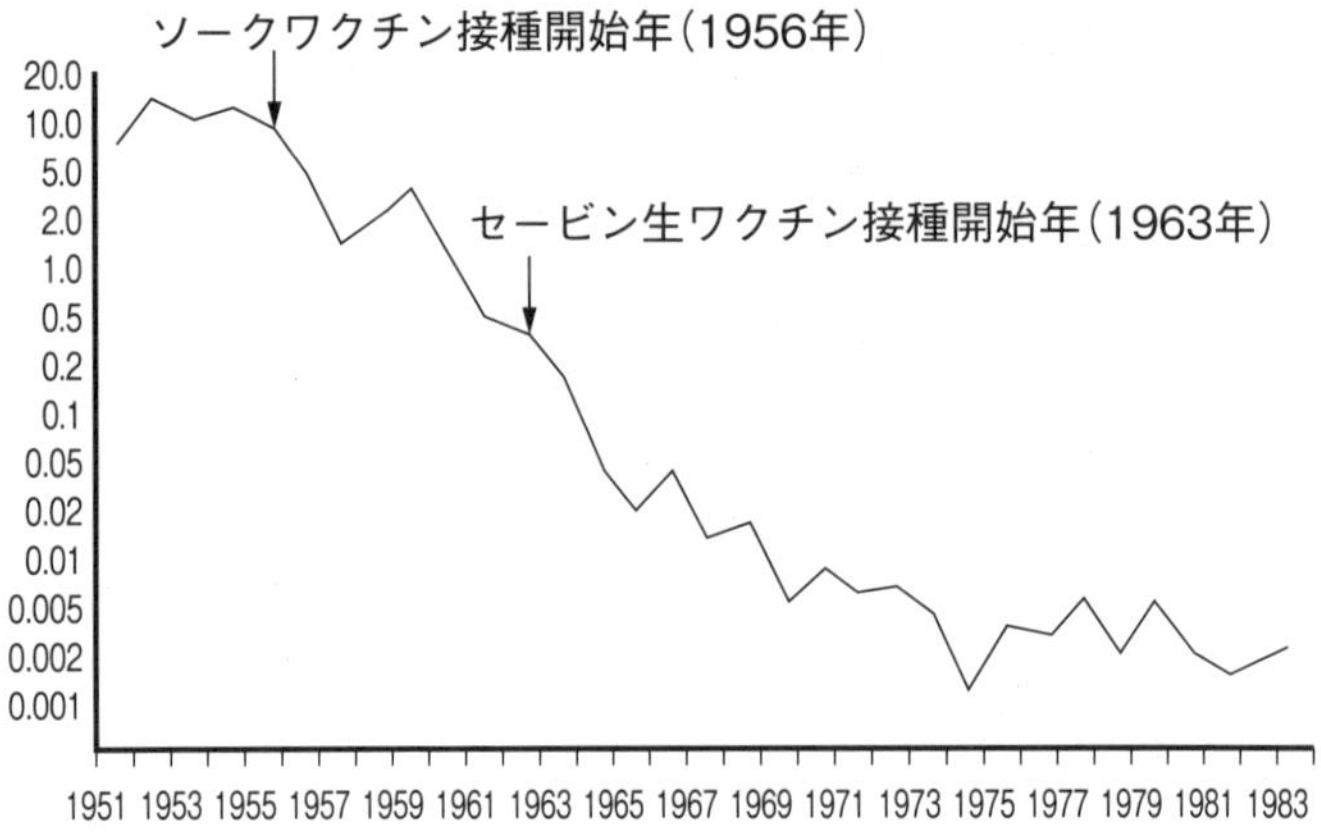

図5　アメリカにおけるポリオ患者数とワクチン接種(人口10万対患者数)

角は灰色に見えるので、ギリシャ語の polios（grey＝灰色の）を当て、ミエリティスは脊髄炎という病気を示します。つまり脊髄の灰白質が急性の脊髄炎に陥った結果、運動神経細胞が破壊され、筋肉が動かなくなるのです（二九頁解剖図、図8・9参照）。

二〇世紀にはいると全世界的にポリオが流行しはじめました。アメリカでも夏がくるたびに小規模の流行を各地で繰り返し、一九四〇年代以降、患者数は毎年一万人を超えました（アメリカのポリオ統計、図5）。風邪のような症状にはじまって子供たちの間で急速に広がり、にわかに手足がマヒするのです。マヒが戻らない子供たちも少なくありませんでした。呼吸ができず、もがき苦しんだ末に亡くなるという痛ましい例が相次ぎました。親たちの嘆きと恐怖は想像を絶するものがありました。

一九二八年になってようやく、ハーバード大学公衆衛生学院のドリンカー医師と技術者によって「鉄の肺」が作製されました（図6）。原理は簡単です。「真空ポンプ」の付いたタンクに呼吸マヒの子供をいれるのです。ただし首から上はタンクの外にあります。その上で「ポンプ」を使ってタンクの空気を抜く。タンクの中が陰圧になると、中にいる人の胸が膨らんで口と鼻から空気が吸い込まれる（人工呼吸と同じ）。タンクの中が陽圧になると胸がしぼむ、と同時に肺の空気が出ていく（図7）。電動モーターでポンプを作動させてタンクの空気を抜いたり（陰圧）、逆に空気をもどして陽圧にすることもできます。この操作を繰り返して人工呼吸を続けたのです。これはワクチンが完成する二五年も前のことになります。

この恐るべき伝染病の病原体を、初めて捉えたのがウイーンのラントシュタイナー医師です（一九〇八年）。彼は、ポリオに罹って亡くなった子供から脊髄を取り出してすり潰し、その液を赤毛サルの腹腔に注射しました。すると赤毛サルにもポリオの症状が再現しました。マヒに陥ったサルの脊髄から、なくなった子供と同じ病変を証明することさえできました。つまり実験動物にヒトと同じポリオを感染させることに成功したわけです。それだけではありません。彼は、病原体が細菌濾過器（注1）を通ることも明らかにしたのでした。濾過性の病原体があることはコッホの弟子のレフラーによって一八九六年に発見されていました。それは家畜の病気である口蹄疫の病原体でした。当時、人間に感染する濾過性の病原体は知られていませんでしたから、ラントシュタイナーがこの病原体の最初の発見者でした。赤毛サルを使ったのも慧眼でした。これで、

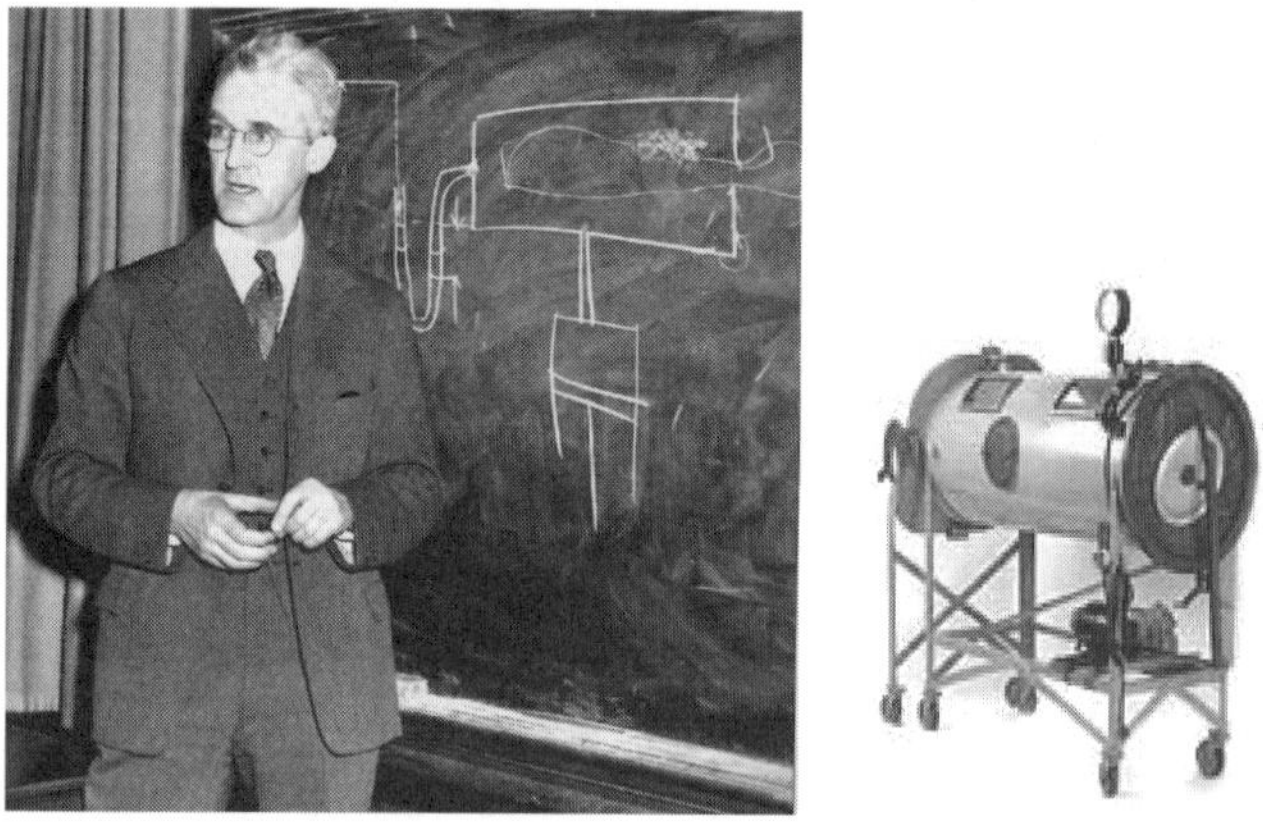

図６ 「鉄の肺」の陰圧機構を説明する開発者ドリンカー医師（ハーバード大学公衆衛生学院）とその完成品（1928 年）
（ボストン小児病院 The Archives Program より）

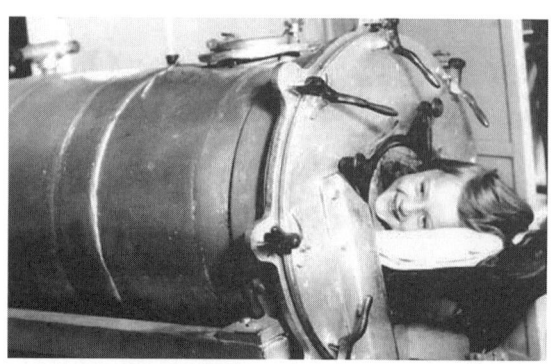

図７ 「鉄の肺」。密閉型のドラム缶に首から上を出した患児。電動の真空ポンプを用い、呼吸リズムに合わせて空気を抜き、陰圧で胸を膨らせて息を吸う
（ボストン小児病院 The Archives Program より）

ウイルスの本体は分からぬままに、ポリオは濾過性の病原体が感染した結果によるものであることが明らかになりました。小さすぎて見えない相手ですが、逆に濾過器を通ることでほかの細菌と区別できることも分かりました。

もう一つ、治療に役に立つ貴重な事実も明らかになりました。それはポリオから回復した赤毛サルには、再度病原体を接種してもマヒにならないということです。血液中に病原を中和する抗体ができていたのです。濾過性病原体にも免疫現象が成立するという大事な事実が分かったのです。ワクチンによる治療の可能性が開発の半世紀前に明かされていたことになります。

脊髄性小児マヒ＝ポリオという病気

脊髄性小児マヒはポリオという略称で知られています。正確には急性灰白質脊髄炎と言いますが、今後もポリオと呼ぶことにします。

ポリオは顕微鏡では見えないほど微小な濾過性病原体（今日ではウイルスと呼ばれます）による感染症です。生後六ヶ月から一五歳くらいまでの小児がしばしば犠牲になりますが、年長児や成人も感染することがあります。その場合には重症（呼吸マヒ）になることが多いので、余計に恐れられたのです。

すでに述べたように、ポリオ・ウイルスが人から人へ伝染するらしいことは百年ほど前に分かっていたのです。ただし感染した子と一緒にいても病気になる子供と、そうでない子供がいましたから、感染する道筋は長い間分からないままでした。どうして感染しない子や、感染しても発病しない子がいるかということは、免疫学が進歩した結果説明できるようになったに過ぎません。以下の説明も後から分かったことですが、患者の排泄物や唾液を介して子供の口から体内に入ったウイルスは、のどや小腸の粘膜で増殖し、リンパ節を通って血液中に入ります。血液を介して全身に広がったウイルスは、脊髄を中心とする中枢神経系に到達し、脊髄前角細胞や脳幹の運動神経細胞に感染して、これを破壊します（図8・9）。運動の指令を出す脊髄の前角神経細胞が破壊されると筋肉が働かなくなり、手足が動かなくなります。これが典型的なポリオのマヒです。なぜか知覚神経は侵されませんから感覚はマヒせず、痛みの感覚は残るのです。

調査上は、ウイルスが体内に入っても発症する例は数パーセント以下とされており、また、発病してもマヒを残すのはさらに一パーセント以下といわれてきましたから、一人のマヒ患児の周りには数百人の、一見健康そうな保菌者がいることになります。しかも患者の糞便には数週間から数ヶ月にわたって腸管の内壁からウイルスが排泄されるので、発病にいたらなかった健康保菌者が流行を広げる危険性が高いのです。

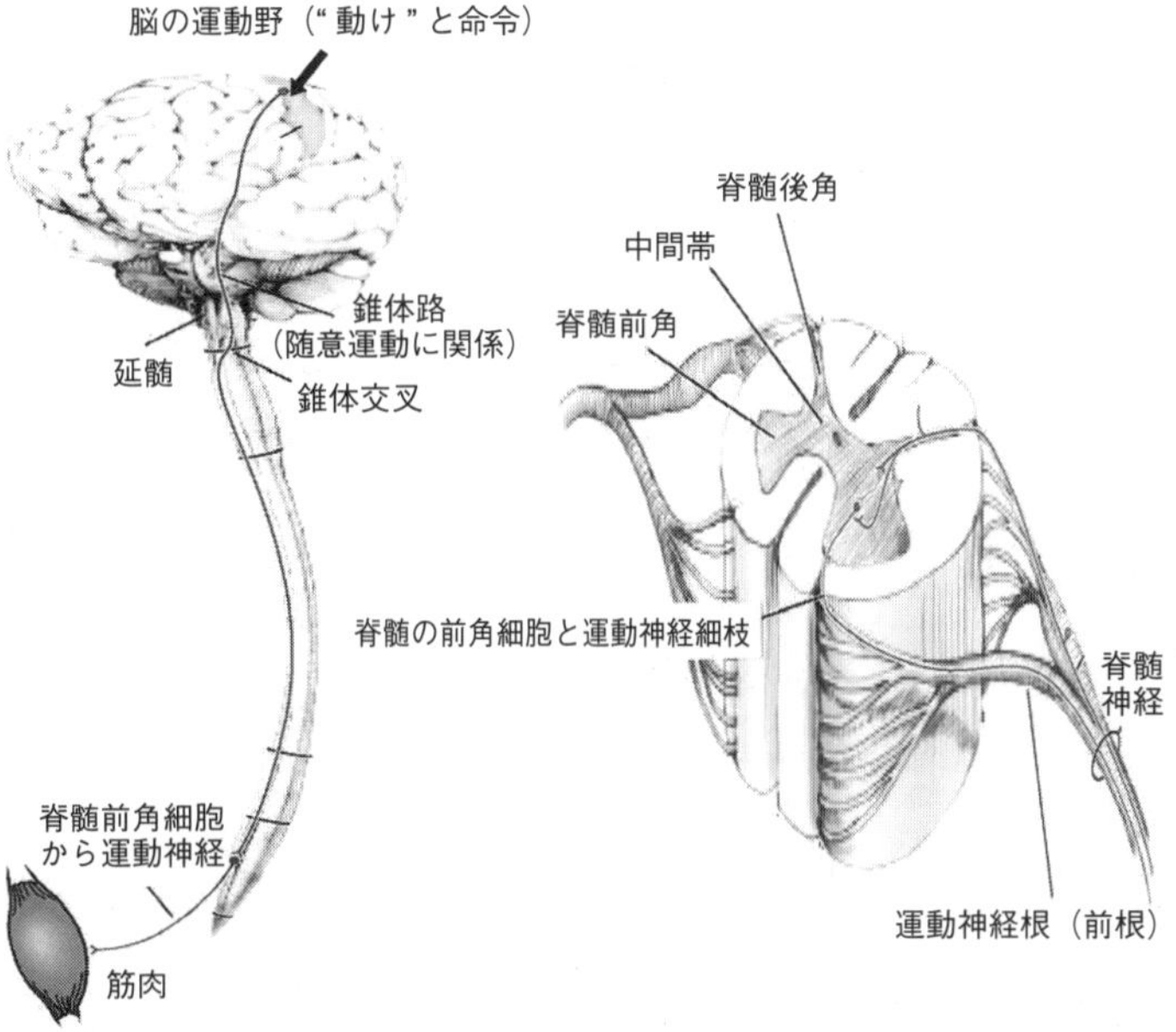

図８　脳ー錐体路ー脊髄前角細胞ー運動神経ー筋肉
左：延髄や脊髄の運動神経がポリオウイルスにおかされ筋肉がマヒする
右：脊髄中央の灰白質（蝶型の灰色部分）がおかされる。そこからポリオ（灰色）の名がつけられた

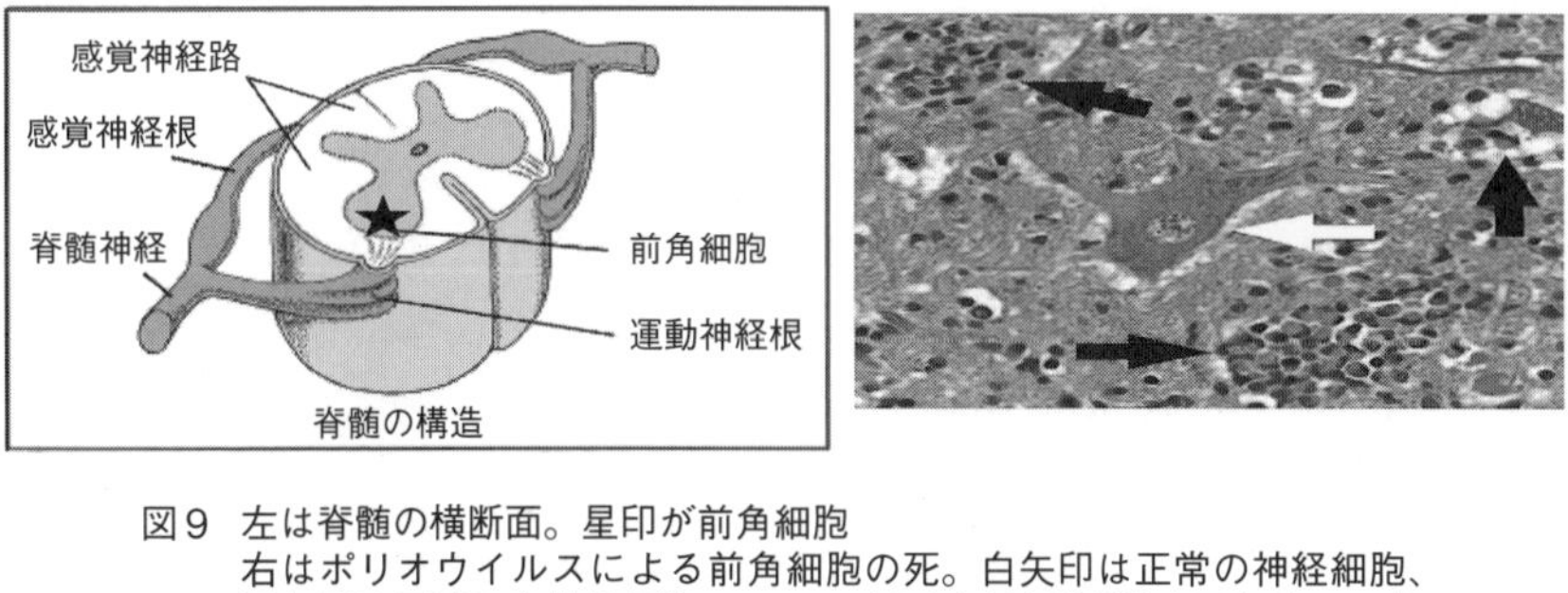

図９　左は脊髄の横断面。星印が前角細胞
右はポリオウイルスによる前角細胞の死。白矢印は正常の神経細胞、黒矢印は死滅した神経細胞　（東京都神経科学総合研究所による）

危険な保菌者が動き回って糞便にポリオ・ウイルスを排出する、というこの病気の厄介な性格を最初に報じたのが、先に（二三頁）紹介したメディンの弟子ウイックマンです（一九〇八年、一九一一年に発表）。彼は、いくつかの村で、自分が病気に罹ったと思っていない子供たち、つまり「健康な保菌者」が、病原を拡げていく有様を確かめています。小学校が伝染の起点になっていたのです。アメリカでは子供たちの夏のキャンプも起点になりました。

ポリオに罹ると手足のマヒが起こりますが、それ以上に恐れられたのが呼吸マヒです。呼吸マヒは脳幹にある呼吸中枢が冒される場合と、脊髄の神経細胞が破壊されて横隔膜や呼吸筋がマヒする場合があります（図8・9）。自力で息ができなくなる悲惨な症状です。「鉄の肺」に収容して応急的に呼吸を助けることができても、回復しないままに死亡する子供たちが多かったのです。「鉄の肺」は、一九五二年、アメリカの篤志家により国立東京第一病院に寄贈されたのが、日本では最初だとされています。一九六〇年の北海道における大流行では、アメリカ占領軍の残した「鉄の肺」が利用されました。麻酔器を扱う会社が「鉄の肺」を緊急輸入して病院へ貸し出すこともありました。気管切開と補助呼吸も、その後医師たちの間で普及しました（注2）。

治療法はあるのか

医師たちはどのようにしてこの恐ろしい流行にたちむかったのでしょう。ワクチンが完成するまで、防疫対策には隔離するか検疫しかありませんでした。隔離とか検疫のことを「クァランティン」といいますが、もともとは四〇日という意味で、検疫のために船を四〇日間港の外に停留させておいたことから名づけられました。隔離や検疫は昔からコレラやペストの対策として知られていて、張り紙して地域や家屋への人の出入りを締め出すのです（図10）。これは患者や家族を見殺しにする酷いやり方です。「健康な」ウイルス保菌者が多いポリオの場合には、この対策が有効でないことが今ならよく分かります。こんな状態が二〇世紀の半ばまで先進国の各地で繰り広げられたのでした。

ウイルスに対する治療薬はありませんでした。二〇世紀の後半には結核菌や化膿菌に対して有効な薬品が次々に登場しましたが、インフルエンザ・ウイルスに対する抗菌薬タミフルのように、ウイルスに有効な薬の誕生までは半世紀以上待たねばなりませんでした。急性期の子供たちには安静を命じ、マヒした手足には副木（そえぎ）を当てて変形を防ぐというのが伝統的な治療でした。痛みに

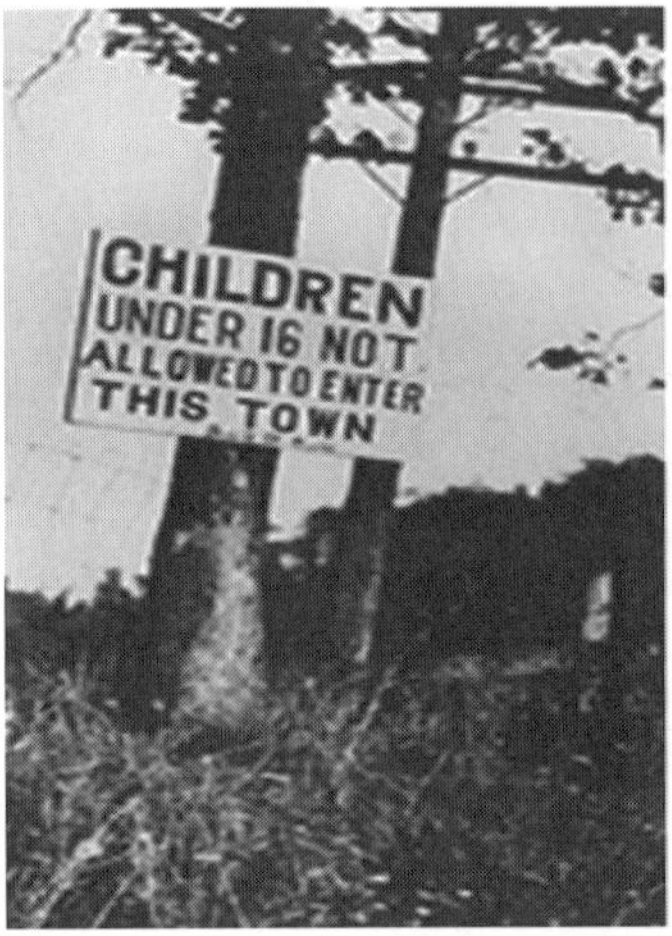

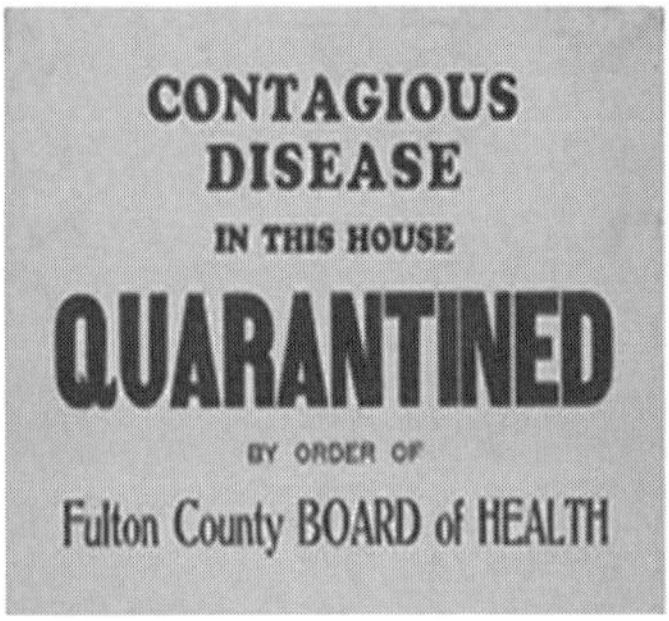

図10　1930年当時の伝染病対策
左：「16歳以下の子供はこの町に立ち入るべからず」
右：「この家に伝染病あり、当局の命により隔離する」
（Smithsonian National Museum of American History）

はマッサージが、変形した足には補装具をつけるしかありませんでした。

正統の治療法とは認められませんでしたが、オーストラリアのケニー看護師の治療法がアメリカで評判を呼びました。彼女の方法は温罨法（おんあんぽう）・マッサージ・筋再教育からなり、今日の早期リハビリテーションといってよいものでした。

「古毛布を適当な大きさに裁断し、熱湯に浸した後に固く絞る…お湯が滴らない程度に絞っておかないとやけどをおこす惧れがある…、乾いたタオルを患部にあて、そのうえから温めた毛布で包み、さらにビニールで覆って全体を毛布でくるむ」。この温罨法に一時間近くかけた後、マッサージと筋再教育が続きます。マッサージと筋再教育はマヒした手足を早くから動かすわけですから、安静を守らせる医学の鉄則と相容れません。

彼女は正規の教育を受けた看護婦でも、リハビリテーションの技術者でもありませんでした。しかし痙攣で動かない筋肉を温めて、和らいだのを見計らって筋再教育をすれば、マヒした機能を取り戻せると固く信じていました。オーストラリア出身の彼女は、アメリカへ渡り、医学会や医師達の反感や蔑みをものともせずにその技を披露しました。病原や病態に対する彼女の理解は間違っていても、不幸な子供たちへの献身的なケアが患者とその親たちを動かしました。医師の指示で長年寝たきりであった患児が、彼女の教育によって起きて歩けるようになるという事例もあったのです。これはマスメディアが取り上げ、ハリウッド映画にもなりました。ケニーの治療法は、結局、アメリカ医学界の受け入れるところとなりませんでしたが、マヒした筋肉の痛みを和らげ、再教育を重視する方針はその後のリハビリテーション治療に生かされたのです。

急性期の治療薬には、内服薬としてはガランタミン（コリンエステラーゼ阻害剤）、ビタミンB_1注射薬にアデノシン・トリフォスフェート（ＡＴＰ）やビタミンB_{12}が推奨されていました。神経伝達物質コリンに代わるものとしてグルタミールコリンを脊髄液腔内に注入する方法も有効とされていました。ウイルスに冒された神経細胞を蘇らせる効果はありませんが、瀕死の細胞を救う、あるいは代償的な神経支配を活性化するものと期待されたのです。ただし今日の医学から見れば、効果を証明する証拠に欠ける治療法ばかりでした。

脊髄性小児マヒに罹った子供の手足や体には、様々な障害とハンディキャップが遺りました。補助してやらないと息ができない、普段の生活も酸素の補給が要る子供たちは、結局、長生きできませんでした。手足に遺ったマヒには整形外科医が工夫を凝らして機能の再生を試みました。マヒした筋肉の機能訓練をはじめ、残った筋肉を利用する腱移行術などが頻りに行われました。骨や関節の手術もありました。変形を矯正したり、不安定な関節を固めてしまう方法も治療として採用されました。マヒしたために発育が遅れ、短いままの下肢を延長する手術法も編み出されました。体幹のマヒはしばしば脊柱の変形を招いて、呼吸や循環機能を低下させることにもなりました（図11）。こうした後遺障害は、教育・就職・結婚全てに大きなハンディを背負わせ、いかなる手段によっても、生涯取り返しのつかないマイナスになりました。その当時駆け出しの整形外科医だった私（小野）は、変形の矯正や機能の再建のための手術をマヒの治療と同列に考えていました。実はそれが後療法であり、マヒさせない、ポリオに罹らないようにする、予防することが一番大事だということに気づかなかったのです。

後療法に長期間を要する子供たちには教育も必要、というのが当時の医療関係者の理解でした。東京を始め各府県に肢体不自由児施設が開設され、小・中学校の分校の教室が施設内に設けられました。東京大学整形外科学教授の高木憲次が目指した整形外科の真髄が肢体不自由児の治療でした。高木がドイツの肢体不自由児施設に習って設立した整肢療護園は日本におけるさきがけと

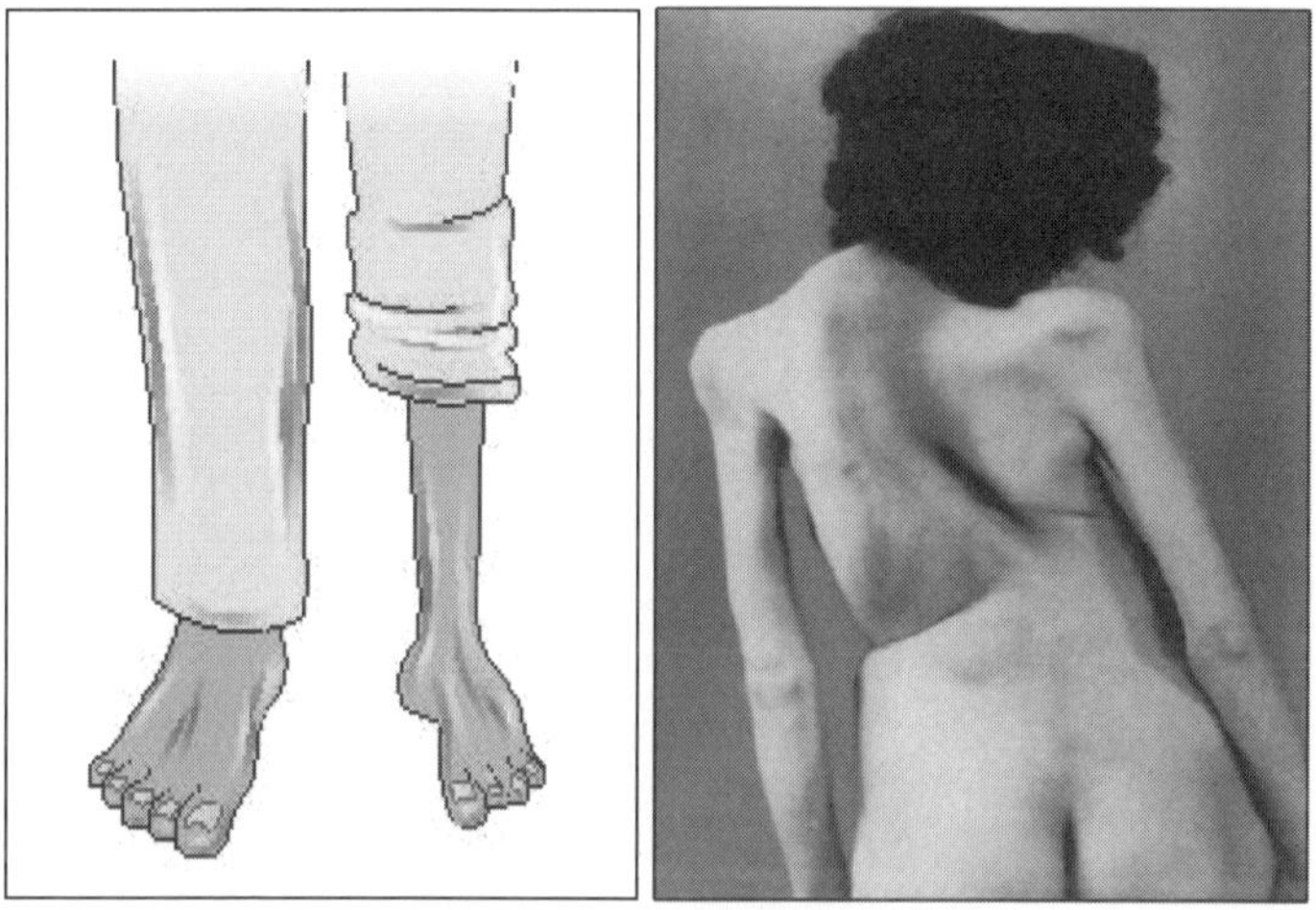

図11　ポリオマヒの後遺症
左：細く短い左下腿、下垂足と凹足
右：著しい脊柱後側彎、胸郭の変形を伴う

なりました。一九四二年（昭和一七年）のことです。第二次世界大戦中、不幸にして整肢療護園は焼失しましたが、高木の掲げた「療育」の理念は今日もリハビリテーション医療や福祉サービスに受け継がれています。

子供たちをポリオから守るにはワクチンしかない、という合意が日本の医学界には育たなかったのでしょうか。第二次大戦の前後に医学界や国の研究機関から積極的にウイルス・ワクチン開発の声が上がらなかったように著者には思えるのです。たとえば感染症研究の専門家である井上栄の著書『感染症―広がり方と防ぎ方』（中公新書、二〇〇六年）にはこんな記述があるのです。

「ところで一九六〇年代の前半、私は（東大）医学部の学生だった。学部の講義にウイルス感染症がないことに疑問をもったことから、国立予防衛生研究所（予研）に出入りしウイルスをあつかわせてもらった」。一九六〇年代の前半といえば日本中がポリオ騒動に揺れ、生ワクチンの緊急輸入が国民の大きな声になっていた頃です。医学部学生にウイルスの講義がなかったというのが事実とすれば、国民の目にはおよそ理解できない無神経さと映るのではないでしょうか。しかしその理由は簡単だと、私には思えるのです。医学部ではウイルスの研究ができない事情があったからです。一九六〇年代の国立大学には実験動物の飼育設備（ウイルス研究には霊長類が必要）すら満足なものはありませんでした。自身が研究できないテーマについて講義だけをするという教授は、昔も今も少ないでしょう。国立予防衛生研究所にはアメリカ留学で学んだウイルス培養の技術が伝わっていました。ただしアメリカに比べると防疫体制についてもワクチン製造についても大きく水を開けられていました。

日本におけるウイルス研究は、戦争と敗戦後の社会の荒廃のせいで長らく立ち遅れました。おまけにワクチン開発は対ポリオ戦略の柱にはならなかったのです。なぜでしょうか？　戦中と戦後の貧しさのほかに、その背景には臨床現場と医学研究機関の間に遠い距離があったように思えるのです。もっと先で詳しく検証して見ましょう。

日本におけるポリオ始末記

先に引用した川喜田愛郎の『小児マヒ』は、当時の防疫担当者の対応の遅れを次のように嘆いています。

「ソークワクチンの国産化が今年、昭和三六年（一九六一年）になってはじめて実現されたのも、今年ようやくソークワクチンが予防接種法に載ったのも論外だが、予防衛生研究所のワクチン検定能力が一回に一ロット（培養槽）分しかなかったことが昨年のワクチン不足の主因であったことを思うと、一体どうしてこの国にそうしたのんきな、というよりは無責任なことがありえたのかと誰しもいぶかるに相違ない」。川喜田は社会問題化するポリオ騒動を前に、当時のウイルス研究者や予防の衝に当たる国（厚生省ないし国立予防衛生研究所）に対する苛立ちを隠そうとしません。

このときの流行地の北海道夕張ではどうだったでしょうか。

「（北海道庁衛生部の手に負えなくなった現状に）やがて自衛隊を使って、大規模な薬剤散布がはじまった。三十台の動力噴霧器を運び込んで、ヘルメットの衛生員が流行地区に四万五千リットルのＤＤＴ油剤と二九〇トンの消石灰を散布した。…もとより消石灰はほとんど気休めにしかならず患者の数は増える一方であった」（上田哲著『根絶』一九六七年）。

ここに描かれた一九六〇年当時の防疫対策は、消化器伝染病（コレラや腸チフス）や発疹チフスの流行に対する手段であり、ポリオに無効であることは分かっていたはずです。

ワクチン療法というのは、日本では新手の治療法だったのでしょうか。そうではありません。特定の病気に限られていましたが、ワクチンの効果については昔から世界中に知られていました。現在の抗生物質（ペニシリンやストレプトマイシンなど）よりも歴史は古いのです。たとえば天然痘に対するジェンナーの種痘やパスツールの狂犬病ワクチンは、すでに一八、一九世紀から大事な予防法として位置づけられていました。ワクチンという名称は種痘に用いられた牛痘に由来し、生体に接種して抗体を生じさせるのです。家畜の病気のためにもワクチンが開発されました。ジフテリアのワクチン（正確には抗毒素血清）は二〇世紀のはじめから沢山の子供の命を護りました。

牛痘による種痘の歴史は日本の近代医学史の中でもとりわけ光を放っています。インドネシアの首都ジャカルタ（当時はバタビア）伝来の痘苗を生かしておくのに幕末の蘭医は苦労を重ねたのでした。西洋医学が民衆の間に信頼をかちえたいきさつには、外傷外科の優位性とともに、こうした事績が大きく作用していました。痘苗の維持に幕末の開明派の医師たちが流派を越えて協力し、これが下地となって種痘所が今日の医科大学の淵源になったこともよく知られています。大阪では緒方洪庵の除痘館があります。大阪大学医学部の前身です。

ワクチンが細菌感染だけでなく、ウイルス（戦後も濾過性病原体という呼称が一般的でした）に対しても有効であるという事実は二〇世紀のはじめには分かっていました。したがって戦前から繰り返されたポリオ禍に対して、この国でワクチン開発の努力が全く見られなかったというのは信じ難いことです。

日本ではポリオ・ワクチンの導入が遅れたことは事実ですが、ポリオ流行の危機感がなかったわけではありません。迫りくるポリオの流行に警鐘を鳴らした疫学研究者や、ワクチン接種の必要を強調した小児科医グループが各地にいたのです。

敗戦後の混乱の中で、はやくも東京・青森・北海道でポリオ感染の広がりを調べた研究者が存在します。一九四七年から四九年にかけて国立予防衛生研究所が調査に乗り出したものと考えられます。当時最新の研究法を巧みに応用し、調査の結果を同研究所の三浦悌二が一九五〇年の日本細菌学雑誌に発表しています。その記述によると、住民がポリオ罹患後に獲得した免疫抗体の陽性率から判断して、ポリオの病毒は東京から北海道まで濃厚に分布しているものと推定されました。注意すべきは免疫の陽性率が各地とも一〇歳以下の児童に低い、つまり免疫が弱いということです。今後発生が予想されるポリオ大流行の危険に子供たちがさらされているということを、北海道における大流行の一〇年前に指摘していたのです。ただし問題もありました。それは当時のポリオ罹患後の免疫抗体検査が、マウスに植えられるランシング株に限定されていたことです。本来三種類の株を調べなければなりませんから、この検査だけで「ポリオ病毒の分布」というには不十分です。また免疫の陽性率もマウス脳に接種してその死亡数から割り出したもので、今日の中和抗体（注3）測定法とは異なります。それにしてもこれは重大な警告のはずです。

アメリカにおける最新のウイルス学を学んだ甲野禮作とその共同研究者、巽稔・川上勝朗の調査研究は三浦悌二から七年遅れでしたが（一九五五年）、上述の欠陥を補う優れたものでした。大阪の健康な住民を対象にポリオ・ウイルスに対する中和抗体の広がりを調査したのです。幼稚園児・学童・青壮年から新生児の臍帯血まで、三種類のポリオ・ウイルス株全てに関して血中の中和抗体の分布を調べるという徹底ぶりでした。また愛媛県の一農村における小流行に際しては、糞便中のポリオ・ウイルス陽性者が予想以上に住民の間にいる（不顕性感染者が多い）ことも調べています（一九五五—五六年）。彼らの調査研究こそ、今でいうサーベイランス（患者発生の動向調査）のはしりでした。北海道における大流行の五年も前のことです。

少数派の調査研究であったとしても、これだけ質の高い、それだけに恐るべき警告がなぜ国の中枢（当時の厚生省）に届かなかったのか不思議でなりません。先駆的なサーベイランスには、いずれも国立予防衛生研究所と国立公衆衛生院が関係していたと思われるだけに、余計に信じられない思いです。ちなみに一九五五年には、アメリカではソーク・ワクチンの大規模治験が成功裡に終了していたのです。

戦後の疫病大流行を前に、わが国の伝染病研究機関が主導的な役割を果たしかねたいきさつは不明のままです。占領軍と厚生省側は、戦後、東京大学の伝染病研究所を分割して、新たに国立の予防衛生研究所を開設しようとしました。この方針に東大側が抗弁した理由の一つが、ワクチン製造という大きな既得権を失うことにあったといいます。長い折衝の末に、ようやく国立予防衛生研究所が誕生します。一九四七年といいますからポリオ大流行の一三年前のことです。一九一四年（大正三）に北里をはじめ研究員の総辞職という大騒ぎを演じて、国立の研究所から東大の付置研究所に移管された伝性病研究所は、その半分が再び国の所管となったわけです。今日国立感染症研究所と呼ばれる施設はこれから発展したのです。この研究所が中心になってワクチンの安全性と有効性に関する国の規準や検定制度が整うのはようやく一九七一年でした。

（注1）細菌濾過器——細菌に汚染されない飲み水を簡便に得るために工夫された。細菌濾過器は顕微鏡で細菌の正体が明らかになってきた一九世紀末頃から普及した。濾過装置は開発者によっていろいろあった。シャンベランの陶器使用、ベルケフェルトの珪藻土使用、ザイツはアスベストを利用して細菌を除こうとした。こうした濾過装置を通り抜ける病原体があることは、タバコモザ

イク・ウイルスで最初に明らかになった。四三ページの図12は日本に残っていたベルケフェルト細菌濾過器である。

（注2）自分で呼吸できない患者のために、気管をメスで開いてチューブを挿し込み、空気や酸素を圧をかけて肺に送り込むこと。当時すでに全身麻酔器は普及していたから、これを用いれば「鉄の肺」がなくても呼吸を補助することはできた。

（注3）中和抗体――細菌やウイルスに感染した場合に血液中にできる免疫のこと。ポリオ・ウイルスの場合には、ウイルス粒子に結合して感染力を失わせる抗体である。この抗体がウイルス粒子表面の構造を変えてウイルスが宿主細胞のレセプターに吸着されるのを妨げ、これによってウイルスは宿主細胞に入り込めない（感染しない）。患者の（血液から分離した）血清を、培養したポリオ・ウイルスに混ぜて実験動物に接種しても、中和抗体があれば動物は発病しなくなる。またウイルス培養試験管に中和抗体を含む血清を加えると、宿主細胞への侵入が妨げられた結果ウイルスの増殖が抑制される。患者から採血して血清を作り、血清中のウイルスをあらかじめ加熱死させた後に（中和抗体は死なない）右の方法を行えば、血液中の中和抗体の活性を測定することができる。希釈した血清でも動物が発病しないとき、あるいは試験管中でウイルスの増殖が抑えられれば、その患者血液の中和抗体は高い値であったと判断する。

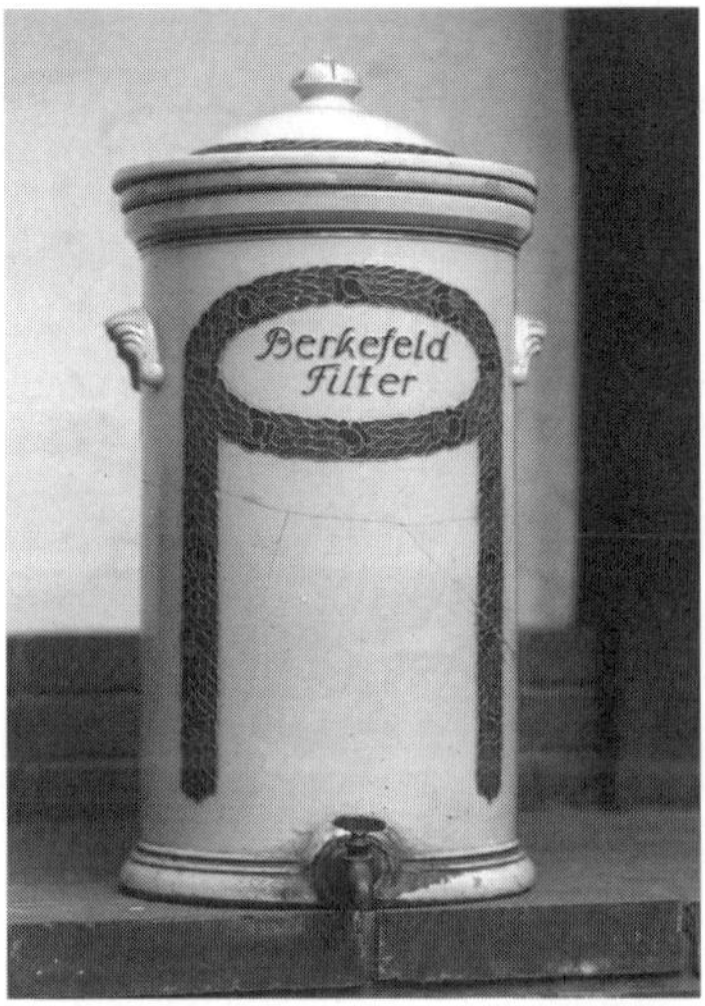

図12　ドイツ製のベルケフェルト細菌濾過器
（株式会社アイカムの長谷川高久氏提供）

第二章　ワクチン開発までの苦闘の歴史

ワクチン開発は思い込みと挫折の連続

ポリオの病原体研究とワクチン開発の歴史は失敗の連続でした。ラントシュタイナーが、死亡したポリオの児童の脊髄から濾過性の病原体を発見する一九〇八年までで も、様々な病原菌が報告され、ネズミやウサギに植えられましたが、いずれの場合にも発病することはありませんでした。

失敗の理由を挙げましょう。顕微鏡の発明とその後の発達が一九世紀に細菌学を飛躍的に発展させたことはよく知られています。相手が見えることが、研究にはまず必要です。次に細菌を取り出して増やす（培養する）技術が開発されました。ガラス皿の上に最初はゼラチンを、次いで寒天の培地を普及させたのは有名なコッホ先生です。しかしどの細菌が病気の本当の原因であるのか、その見究めはどうしてできるのでしょうか。つまり細菌を取り出して増やしただけでは「病原体であるという断定」ができないのです。取り出して増やした細菌が同じ症状を惹き起こすという確認がないと、「病原体である」と断定できない。動物で似たような症状を再現させた上に、さらにこの動物から同じ細菌を証明するという手順が、病原体の確認には必要なのです（この手順はコッホの四原則といわれています）。細菌学の歴史には、病原体の誤認報告が少なくなかったのはこうしたいきさつによります。有名なのがインフルエンザ菌です。今ならインフルエンザがウイルスによることは誰もが知っていますが、二〇世紀のはじめに病原体として誤認されたまま この名が定着し、スペイン風邪の流行時にはこの菌に対するワクチンまで作られたのです。

病原体であると断定するには実験動物が必要であるといいました。ポリオの場合にはここにもう一つの難題があったのです。たとえ本当の病原体であっても動物の種が違うと感染しないという事実です。その結果、検出された病原体を実験動物に接種して発病させようとしても（病原性の確認）発病しないことがあります。ポリオのウイルスはチンパンジーに接種すると発病しますが、ウサギやネズミに接種しても、通常のやり方では発病しないのです。病原体の感染に関して、今度は種特異性があるというわけです。病気の原因となる病原体の確認は、これほど難しいものなのです。

一例を挙げましょう。幾世紀にもわたって世界中の港町に死人の山を築いたコレラの病原体は、どうやって確認されたのでしょうか。世界的に有名なドイツの細菌学者コッホが、弟子ガフキーを伴って一八八三年に、エジプトのアレキサンドリアでコレラの流行を調査しました。病人の大便や吐物、死体の腸から得た資料をつき合わせて、どの資料にも出現する細菌を顕微鏡で調べる

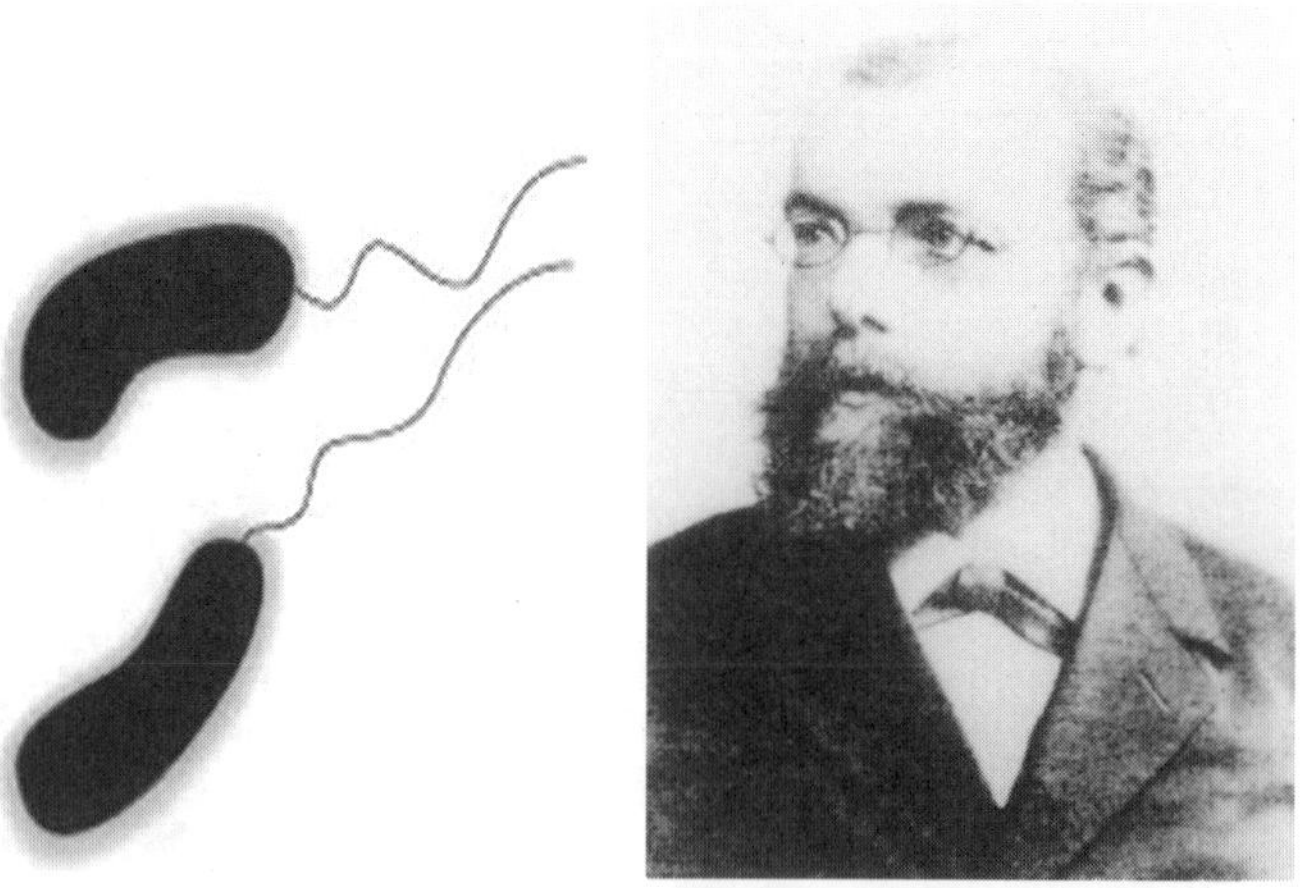

図13　左はコレラ菌。一本の鞭毛を持つコンマ型細菌
右はロベルト・コッホ。コレラ研究にエジプトへ出発前(1883)

作業を続けます。くる日もくる日も、「それらしき細菌」を追い求めました。こうして彼らは特徴的なコンマ型の細菌（図13）を見つけたのですが、これがコレラの本当の病原体であると確認できたのは翌一八八四年でした。

この年に、インドのカルカッタでも同じような疫病が大流行し、ここでもコンマ型の細菌が見つかったのです。この細菌は飲料水の中にいました。特異な尾を持って動き回る姿も観察されました。これまで夥しい種類の細菌を観察した権威者が、病気が流行する地で、別々の資料から共通の特長的な細菌を確認できたことが決め手になりました。本当ならその細菌を分離培養し、それを接種した動物で同じ病状を惹き起こす、最後にその動物から同じ細菌を証明する、これだけの手順が要るのです。ポリオ・ウイルスは濾過性の極小の病原体ですから、こうした確認作業が容易ではなかったのです。確認は、サルの脳に接種してポリオに罹らせるしかありません。

ラントシュタイナーの成功以来、サルはポリオに罹ることが明らかになりましたが、サルは高価であることと飼育が難しいために、限られた研究所でしか実験を続けることができません。さらにもう一つ研究者を戸惑わせる事実があったのです。

実験に供せられた赤毛サルは、ウイルスの含まれた液（死亡した児童の脊髄をすり潰して薄めた液や、糞便を水に溶いた液）を口から与えてもポリオに罹らない種であったことです。赤毛サルをポリオに罹らせようとすれば、脳や脊髄に直接液を注入するしかなかったのでした。しかも奇妙なことに鼻腔に擦り込めば、赤毛サルはポリオに罹りました。ここから、ポリオは鼻の奥の嗅神経を介して脳に侵入するという誤解が生まれたわけです（一九一〇年）。

ポリオ・ウイルスの研究に赤毛サルを好んで使ったのはサイモン・フレクスナーでした。後にロックフェラー研究所の所長になる彼は、二〇世紀初めの細菌学のリーダーでした。一九〇一年にニューヨークで流行した細菌性脳脊髄膜炎に、フレクスナーは赤毛サルを実験動物として使用し、成功しました。彼は培養した髄膜炎球菌がサルに同じ症状を起こすことを確かめた上で、馬から採った抗血清（抗体を含む血清）を人に用いて多数の患者を救います。

だが、皮肉なことに、この輝かしい功績が、ポリオ・ウイルス研究の歴史で幾つもの過ちを犯すきっかけになったのです。ここから次のような誤解が生まれました。ウイルスは細菌用の培地を工夫すれば細菌と同じように培養できるとか、ポリオ・ウイルスは神経の中でしか生存しない等々。このように、ロックフェラー研究所の中のみならず広くアメリカの細菌学者に致命的な偏見を植え付けてしまったのです。

当時ロックフェラー研究所にいた野口英世は優秀な顕微鏡学者でしたから、フレクスナーに協力してポリオの細菌病原説に肩入れしていました（図14）。残念なことに、主要病原菌の発見競争が一八八一年から一九〇〇年頃まで終わり、研究の対象は黄熱病をはじめウイルス性の伝染病に移行しつつあったのです。野口やフレクスナーは顕微鏡による病原菌の同定に絶対の自信を持っていましたから、逆に、時代の進歩に取り残された風に見えます。二人にとって不幸なことでした。野口はこの信念を抱いて、黄熱病研究のさなかアフリカのアクラで殉職するのです（一九二八年）。一

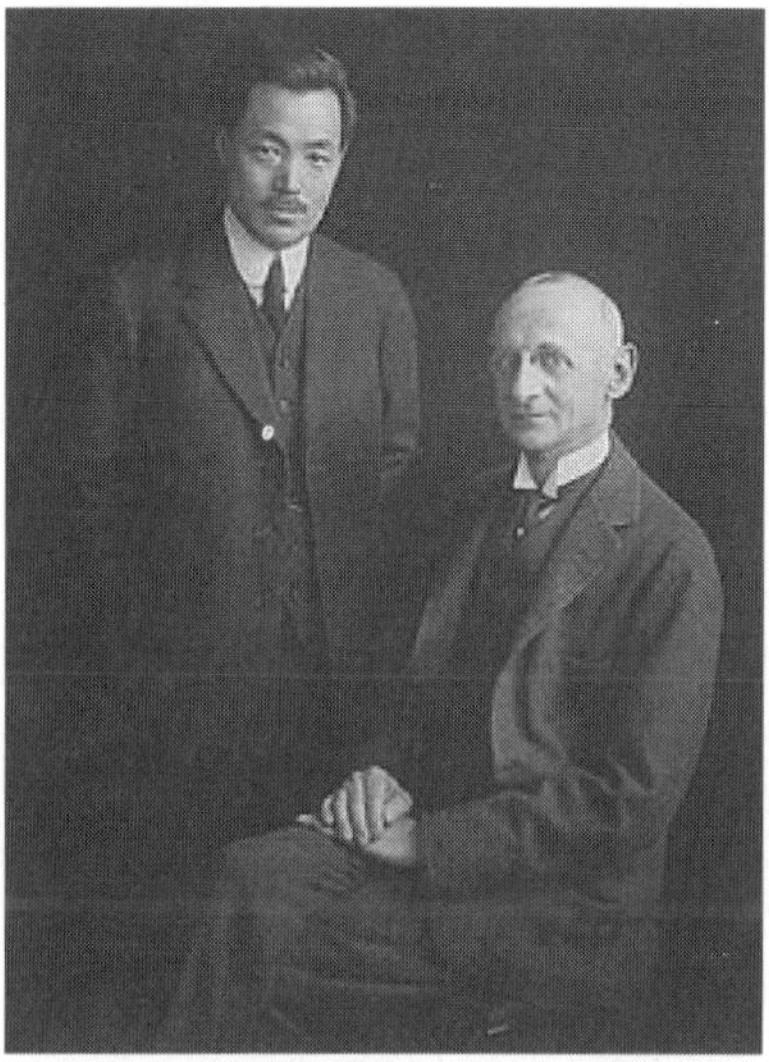

図14　野口英世とサイモン・フレクスナー
（ロックフェラー研究所所長時代、1920年代）
（American Philosophical Societyより）

方のフレクスナーも、ポリオ・ウイルスが神経ウイルスであるという説を捨て切れませんでした。

その結果、ウイルスはもっぱらサルの脳で植え継がれる（継代といいます）ことになりました。ポリオに罹って亡くなった患者の脊髄をすり潰し、その希釈液をサルの脳に接種する。マヒしたサルの脊髄も同じようにすり潰して希釈液を別のサルの脳に接種する、という要領です。希釈液でもマヒが起きるならば、そのウイルス株は毒性が強いと看做すわけです。繰り返しますが「ポリオ・ウイルスは神経ウイルスである」「ヒトの感染は、サルと同様に鼻から嗅神経を介して脳や脊髄に広がる」という先入観が、その後数十年にわたり、ワクチン製造を志す研究者を支配しました。サルの脳で植え継がれている（継代する）間にウイルスがますますその特異性と毒性をつよめていったことも、ワクチンの開発に不利にはたらきました。

大事なことがまだ抜け落ちていました。流行するポリオが毎年同じ病型ではないことに医師たちは気づいていました。たとえば呼吸マヒを起こしやすいポリオの流行と、軽くてすむ流行という具合です。インフルエンザの流行に香港株とソ連株があり、それがウイルス株の違いによるということも、動物実験だけでは分かりませんでした。フレクスナーがサルの脳に接種してマヒを観察している限り、進歩は見られませんでした。各地の小児科医が流行ごとに病型の差に気づき、改めて抗原性（罹った患者に免疫を作らせる性質のこと）の異なる三種のウイルス株が証明されたのは、濾過性病原体説からおよそ半世紀もたった一九五二年のことです。この知識は、有効なワクチンの製造には欠かせません。なぜなら、かりに同じポリオ・ウイルスでも、株が違えば抗原性も異なるとしましょう。すると、一種類のウイルス株から作ったワクチンは、それ以外の株のポリオには無力だということになります。ワクチンの有効性が一株だけに限定されていたのでは流行時に役に立ちません。流行ごとに異なる株のポリオが襲いかかる可能性が高いからです。このことは現在のインフルエンザの流行を考えてみるとよく分かります。香港A型ウイルスに対するワクチンは香港B型ウイルスには役立ちません。抗原性が異なるウイルス株にはワクチンを接種しても抗体が生じないのです。

ポリオの流行ごとにウイルスの抗原性が異なることを、オーストラリアのバーネットらが指摘していました。一九三一年、バーネットは、オーストラリアで流行したポリオの抗原性が、フレクスナーが提供した株の抗原性とは異なることを明らかにしました。患者血液中の抗体（人に備わった免疫力）を利用して病原体を特定する技術は、当時、病原細菌からウイルスまで応用できるようになってきたのでした。そのときフレクスナーはどうしたでしょうか。今から考えると驚くべき偏見と言うべきでしょうが、彼は「ポリオウイルスは一種類しかない」と言いはり、抗原性の異なる複数の流行株があるとは信じませんでした。

ウイルス抗原の多様性に関する認識不足はのちに不幸を招きます。初期の試験的ワクチン接種を失敗に終わらせた原因の一つがこれだといわれているのです。ソーク・ワクチン完成のおよそ一〇年前、一九三五年頃のパーク、ブロディー、コルマーらの試みがこれです。こうしてポリオ株の確認とその抗原性の究明が、苦い失敗の後に本格化したのです。

同じポリオ・ウイルスに三種類の流行株があることを確認する研究は、足掛け三年かかりました（一九四九―一九五一年）。正確に言うと、糞便などから分離された数百検体のウイルス材料は三つの抗原型に分類されるということです。ブルンヒルデ株はジョンズ・ホプキンス大学ポリオ研究室のハウとボディアン医師によって、チンパンジーから分離されました。ランシング株はアームストロング医師によって分離され、それがマウスに植え継がれることも分かりました。最後のレオン株はケッセル医師がロサンゼルスの病院で亡くなった男の子から分離したものでした。後にまとめてそれぞれⅠ型、Ⅱ型およびⅢ型と呼ぶようになります。

ワクチンで有名なソーク医師の粘り強い協力なしには、この大事な研究は成功しなかったといわれています。ソークは各地から冷凍で送られてくる死亡した患者の脊髄などの病理検体や糞便中のウイルスを、型の判った抗血清と付き合わせて分類したのでした。この研究は「抗原性確定プロジェクト」と呼ばれ、小児マヒ財団の研究資金によって支えられました。赤毛サル三万頭を犠牲にしたといいます。

たやすく手に入るネズミやウサギなどの実験動物にはポリオ・ウイルスが感染しないとされていました。このことは、ウイルスの毒性・抗原性・免疫抗体の定量的な研究を進める上に著しい隘路になっていました。毒性の強弱や抗体の有効濃度を判定するには実験動物の頭数がものをいうのです。ウイルスが脊髄を犯してマヒを起すという性質を調べるにはサルが必要ですが、病原体がポリオ・ウイルスだと分かってしまえば、そこから先は素性の分かった扱いやすいネズミでないと研究が進みません。夥しい試行錯誤の末、アームストロングはポリオのランシング株（Ⅱ型ウイルス）がコットン・ラット（大型ネズミ）の脳を経てマウスに植えつけられることを明かしました（一九三九年）。これで、ウイルスの植え継ぎも実験も容易になりました。

黄熱病研究で有名なタイラーは、ランシング株のポリオ・ウイルスを一五〇匹のネズミに植え継いで、無毒化つまり麻痺を起こさないポリオ・ウイルスに変えました。黄熱病ウイルスの弱毒化と同じ手法を用いたといいます（一九三〇年）。ネズミはマヒせず、しかも抗体を作っていました。人に感染してもマヒに罹らず、おまけに免疫を獲得できる、そういうウイルスが手に入れば予防に使えるではありませんか。天然痘に対する種痘、つまり牛痘ワクチンと同じワクチンが、ポリオに対しても作れることになるからです。この事実は、後に弱毒ポリオ・ウイルスによる生ワクチンの開発（セービン・ワクチン）を目指す研究者には大いに参考になりました。

こうした成果は、確かに成功に向けた前進でした。しかしポリオ予防目的のワクチンが完成するまでにはまだ大きな障壁があったのです。これまでのポリオ研究が全て脳や脊髄をウイルス生存の場にしていることに注目してください。実際は、神経組織でウイルスを増やしてワクチンを潔に飼育し、その脳を清潔なままに回収する操作が困難を極めます。かりに十分な量のウイルスを含む脳を手に入れ、これをホルマリンなどで処理してウイルスを殺し、ワクチンを作ったとしても、次の難問が控えています。神経組織を含むワクチンを接種された患者の脳や脊髄には、神経繊維の鞘の部分が変性する危険があり（脱髄病変）、ポリオに劣らない重いマヒの原因になるのです。したがって神経組織におけるウイルスを植え継ぐ作業（継代）にこだわる限り、実際には、ワクチン製造を断念しなければならなかったのです。

ポリオ研究がいよいよ核心に迫ってきましたから、ここでポリオの診断とポリオウイルス感染の確証という基本的な話題に戻りましょう。二〇世紀になるとハイネ・メディン病の報告が相次ぎましたから、夏の流行期に児童を脊髄性小児マヒと診断することは可能でした。知覚が犯されないままで、手足が急にマヒするという特徴があったからです。ただし病初にはポリオが風邪とまぎらわしいのは事実です。数日の発熱、頭痛、食欲不振、吐き気や嘔吐のほかに首や手足の痛みを訴えることもあります。しかしこの時期に患者の症状だけでポリオと診断するのは難しいのです。風邪の症状が数日続いた後に、手足が動かない、息ができないという症状が出るのが、典型的なポリオの経過でした。治療法がないのですから、医師たちは早期診断することにさほど意義を見出せなかったでしょう。

ポリオ・ウイルスの感染を確実に証明することが、なぜそれほど難しかったのでしょうか。コレラの流行と、その原因であるコレラ菌の証明については、すでにお話しました。特徴のあるコレラ菌が患者の糞便から共通して証明され、分離培養できること、飲料水からも菌を検出したこと、この菌を摂取させた動物でコレラの症状を再現したこと、以上が細菌学におけるコレラの診断です。症状、糞便からの菌の分離と菌の確認（同定）でコレラは間違いなく診断できたのです。ウイルスは通常の顕微鏡を使っても目に見えないのが厄介です。電子顕微鏡は一九三〇年代に登場しますが、ウイルスを見分けられるようになったのは一九五〇年代でした。つまり二〇世紀の前半まで、ポリオ流行の度に、医師や研究者たちは眼に見えない敵と戦っていたことになります。初発症状は風邪と見分けがつきません。目に見えないポリオ・ウイルスの証明はサルに接種するという手法に拠らざるを得なかったのですが、病院にはサルを飼う余裕も施設もありません。無理に飼おうとすれば、検疫をはじめとしてさまざまな難問がつきまといます。ウイルス研究者はこれまでの細菌学者と違った難問に悪戦苦闘しました。

患者の糞便からウイルスを分離して培養する技術は、結局、後述のエンダースの培養実験まで待たねばなりませんでした。一九四九年のことでした。

実験成功の脇役ではありますが、抗生物質がウイルスの分離に力を発揮したことを話しておきましょう。ポリオ・ウイルス感染の確証には、糞便からのウイルスの証明が必要であると私は言のでしょうか。糞便を液状にして遠心分離器にかけ、夾雑物を除くだけではもちろんだめです。ここで、細菌の制圧に画期的な効果を発揮したのが、ペニシリン、ストレプトマイシンなどの抗生物質でした。これが糞便中の無数の細菌を根絶やしにしてくれました。エンダースがウイルス培養に手を染めた一九四〇年代後半は、新手の抗生物質が容易に入手できる時代だったのです。その結果、抗生物質が効かないポリオ・ウイルスだけが生き残り、培養できたわけです。培養の技術も日進月歩でした。

培養装置の中でウイルスが生きていること、増えていることを確認できるようになったのも、エンダースらの注意深い観察のおかげです。研究者は培養器の中でウイルスが大増殖していることを、ウイルスそのものではなく、培養細胞の「変身」から容易に確認できたのです。これについてはまた後にふれます。

ワクチンは効くのか？
サイモン・フレクスナーと女性研究者ドロシー・ホーストマン

フレクスナーがたまたま選んだ赤毛サルには、その種特異性によってポリオ・ウイルスが経口感染しません。ウイルスを含む患者臓器などをすり潰して、サルの脳や脊髄内に注入しないと、確実に麻痺を起こすことができませんでした。ところが鼻腔内に擦り込めば感染するので、ウイルスは嗅神経を介して脳脊髄に到達するという誤った思い込みが広がりました。このことは前に述べましたが、そこから生まれる推定は、ワクチンの有用性すら否定しかねない理屈になったのです。「嗅神経から、直接ウイルスが脳脊髄に侵入するのなら、血液を介することがない。したがって血液をウイルス抵抗性にするワクチンではマヒの発症を抑止できない」という、一見もっともな理屈です。

こうしてポリオ・ウイルス研究の第一人者によってワクチン製造を目指す研究は否定されかかったのです。これは重大な誤解でありました。というのも、実はクリング、ウェルンシュテット、ペターソンら若いスエーデンの研究チームが、小腸にポリオ・ウイルスが存在することを証明していたからです（一九一二年）。少なくとも嗅神経から直接脳に侵入する以外に侵入路のあること、広く全身に広がる可能性のあることを示唆する研究結果でした。この事実は一九四一年になってやっとエール大学の研究者や、生ワクチンの開発で名を成したセービンらによって追認されています。ウイルスが神経系に存在すると共に、消化管の壁にも存在するという事実の発見は、ポリオという病気の核心に迫るものだったのです。これは、腸壁で増殖したウイルスが排泄物に大量に含まれること、排泄物―手・タオル・食器―口を経て、人から人へ伝播するルートを示唆する貴重な証しでした。さらに腸管壁から血管に入ったウイルスは、血液を介して神経系に侵入するという想定が容易に成り立つからです。

積み上げられた病理解剖の事実から、フレクスナーが頑なに主張したウイルス侵入路、つまり鼻粘膜―嗅神経には、ウイルスの存在はまったく証明されなかったのです。しかしフレクスナーがロックフェラー研究所の所長であり、ロックフェラー財団からの莫大な研究費配分を左右する指導者だけに、研究者の認識は容易に改まりませんでした。

この偏見を打ち破ったのが複数の医科大学でした。ロックフェラー医学研究所以外にウイルス研究に参加した医科大学には、ハーバード、エール、ジョンズ・ホプキンス、ミシガン、ピッツバーグ、シンシナチなどがありました。多くが医学部のほかに公衆衛生学院を設置していました。ポリオ流行時に期待された役割は、主に以下の三点でした。①抗原性をもとにポリオ・ウイルスの株が幾種類あるかを決める。②ウイルス研究とワクチン開発のためにそれぞれの株を確実に維持し、かつ安全に供給する手段を開発する。③中枢神経にマヒをおこす病原性を解き明かす。この宿題解決にいずれの大学も躍起となったのです。

小児マヒ財団は、①の宿題、抗原性から見たポリオの株の種類確定に全力をあげるように研究者に要請しました(タイピング・プロジェクトと呼ばれました)。そのために、後に述べる「マーチ・オブ・ダイムズ」の巨額の募金を研究資金にあてました。財団は巧妙な研究資金交付をはじめたことでも知られています。たとえば資金提供を長期の研究委託と引き換えにし、研究者個人の研究助成に加えて施設側の設備・必要経費を賄う契約にしたのです。一九四〇年代のウイルス研究はまだその緒に就いたばかりでしたから。

エール大学におけるホーストマン教授の例をあげましょう（オシンスキー著『ポリオを打ちのめす』二〇〇五より)。一九四三年、駆け出し医師の彼女はエール大学の病理学者ポールと組み、ポリオの流行地で疫学調査とウイルス検出に懸命でした。ごみや下水を採取し、あるいはウイルスを媒介すると考えられていたハエを追いかける一方、大学病院に入院したポリオ患者全てから、計一一の血液検体を集めました。その結果は、たったの一例、軽い首の痛みを訴える発症早期の少女の血液からウイルスを検出できたにすぎません。ホーストマンはそこから、ヒラメキが湧いたのです。「マヒが発現する直前の短い期間にのみ、血液中にウイルスが存在するのではない

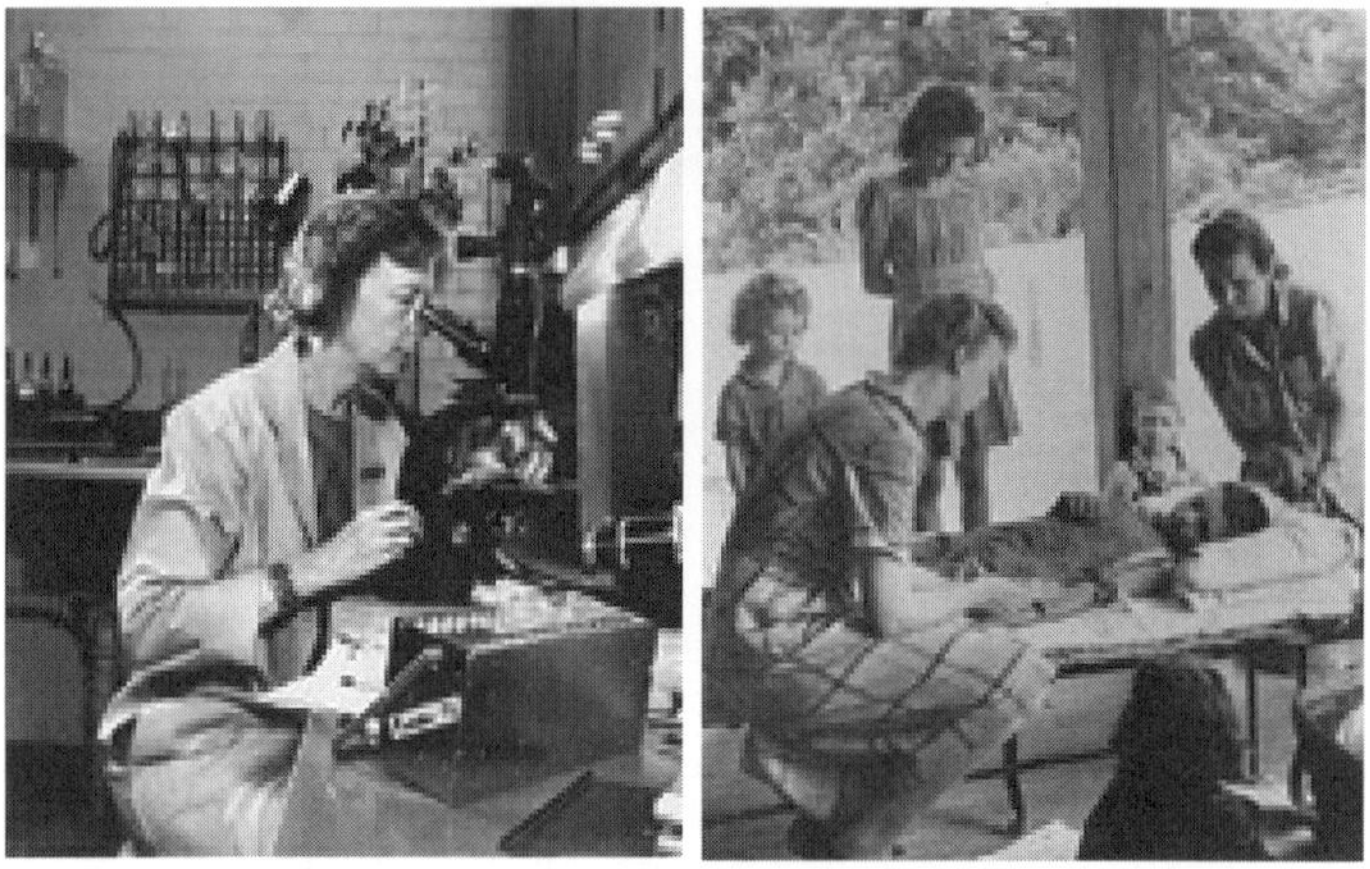

図15　研究室のホーストマン教授とポリオウイルス血症の証明(1943)
(Yale Medicine, Autumn 2005より)

か」と。大学に帰ってこのヒントをサル（チンパンジーや赤毛サル以外のサル）で実験したのです。結果は劇的でした。口からウイルスを摂取した五日後という短い期間だけ、ウイルスを血中から証明できたのです。ウイルスは早い時期に血中に溢れ、直ちに抗体によって殲滅されるということが大部分の患者で起きていたのです。他の研究者たちは待ちすぎてこのタイミングを逃したのでした。一九五二年に発表されたこの発見こそ、ワクチン開発の道筋を確かなものにした決定的な事実でした。ポリオ・ウイルスが鼻の奥の嗅神経を介して直接中枢神経に到達するから、血液に免疫抗体を作っても無駄だというフレクスナーのワクチン無効論は潰えたのです。

彼女の勤勉と科学的なイマジネーションの素晴らしさが伝統的な男性優位の大学、エールを脱帽させます。彼女がこの大学始まって以来という女性正教授に任命されたのは一九六一年のことです（図15）。彼女の国際的な貢献も忘れることができません。ソ連や東欧における生ワクチンの成果を正しく評価し、これがＷＨＯの世界的規模でのポリオ撲滅運動のきっかけになったことはよく知られています。アメリカでソーク・ワクチンからセービン生ワクチンに切り替えたのは、彼女のＷＨＯ報告書に由来するといわれています。

ヒーローたち

それにしても、誰がいつウイルスの培養法をみつけたのでしょうか。歴史にはエンダースと二人の若い研究者の名が刻まれています。そのうちの一人はハシカウイルスの培養を目指していました。彼らが試みた培養器に、たまたまポリオ・ウイルスが増殖したので、これは一種のセレンディピティ（偶然手にした幸運）だという説もありました。実際にはどうだったのでしょうか。

一九二七―三三年の間に、ロックフェラー研究所のウイルス学者リバースが種痘に用いる痘苗ウイルス（ワクチニア・ウイルス）を試験管の中で増殖させることに成功したといわれています。ただしこれは彼自身が開発した技術ではありません。ロックフェラー研究所では、当時、ウイルス感染によって実験動物に肉腫を発生させることを狙った研究者がいたのです。ウイルスは、生きた細胞に寄生しなければ増殖しないことが分かってきましたから、ウイルスを培養装置に持ち込んで増やそうとした研究者は少なくなかったはずです。その一方、生体の外で細胞や器官を生かし続けるというアイデアは、生物学者・生理学者の昔からの夢でもあったのです。この夢の実現がウイルス研究者を助けたのです。それは一九〇八年に解剖学者によってカエルの神経組織の再生に用いられた培養法でした（一一二頁参照）。

ロックフェラー研究所のカレルがこれに目をつけ、つぎに痘苗ウイルス（ワクチニア・ウイルス）を増やしてワクチンを作成しようとしたリバースが続きました（一九二七年）。種痘に用いる痘苗は、牛に植えてその膿（うみ）を集めていたわけですが、牛を飼うのも膿を清潔な状態で集めるのも、厄介な作業でした。これが実験室で生産できれば大変な朗報のはずでした。リバースのワクチンは、この段階では、免疫力が弱すぎるという理由で結局実用化されなかったのですが、エンダースをはじめウイルス研究者にとっては、これは絶好のお手本だったでしょう。

ウイルスの試験管培養ではエンダースに先んじながらノーベル賞を逃がした研究者がもう一人いました。セービンです。ただし、後にポリオ生ワクチンの開発には成功し、世界中の子供を救うことになります。彼はロックフェラー研究所のオリッキーと共に、一九三六年にポリオウイルスを試験管内で培養することに成功していたのです、ただしそれは神経組織と共に増殖していました。したがってサルの脳の中で植え継がれた事実と大差がないのです。またしてもポリオ・ウイルスは神経ウイルスだという既成概念を強めたのです。想いだしてください、神経組織をベースにしたワクチンはたとえ成功しても実用化できないことを。「ポリオ・ウイルスは神経組織の外では生存し得ない」というフレクスナーの誤った思い込みは研究者の間に根を下ろしていきます。ポリオ・ウイルスは人やサルにだけ感染するという種特異性と神経組織だけに感染するという組織特異性をもつという頑なな偏見が、ウイルス研究とワクチン開発を困難にした最大の理由であったでしょう。

ポリオ・ワクチンの開発レースに勝ち抜いたソークでしたが、ウイルス学の分野では権威者と看做されなかったのに対して、セービンはポリオ・ウイルスに関する基礎研究と臨床研究で、当時世界に知られたリーダーでした。彼が目指したポリオ・ワクチンはウイルスを薬（例えばフォルマリン）で不活化するというような常識的なものではありませんでした。ヒトに感染してもマヒさせない、しかし免疫力を期待できる毒性の弱いウイルス株を狙ったもので、最初からソークらのもくろみとは違いました。その方法は専門的過ぎますので要約だけに留めますが、「ウイルスを植え継いで飼い馴らす」方法を利用したのです。高橋理明によれば（『ワクチン今昔物語』一九八九年）、その方法とは以下の要領です、

一型―マホニー株（弱毒株）をサルの睾丸組織での培養で一五代継代し、さらにサルの皮膚組

織での培養と腎組織での培養とを交互に十代継代したもの
二型―自然弱毒株（健康児の糞便から分離した株）
三型―レオン株（弱毒株）をサルの腎臓組織で培養したもの。この培養法で急速継代を三〇代くりかえした後に、希釈継代した株

セービンはこの研究に四年の歳月をついやし、九〇〇〇匹のサルと一五〇匹のチンパンジーを使ったといわれています。その上で、自分はもちろん、家族や多数のボランティアに服用試験を実施して、安全性を確かめました。ソーク・ワクチンの認可に遅れること五年というのはそのためでした。彼の生ワクチンの大規模野外試験はソ連や旧東欧で行われ、その後、世界保健機構（WHO）によって全世界に広められたのです。生ワクチンは、免疫力の強さ、安全性という優位さと、なんといっても安価なことで途上国にも広く受け入れられました。大きな恩恵を受けた国の一つが敗戦後の日本でした。

なお、現在のウイルス学では、ウイルスを「飼い馴らす」という過程についても遺伝子レベルで研究が進んでいます。つまり伝統的手法ではなく、遺伝子工学を駆使してウイルスを弱毒化するのです。恐るべき新興ウイルス病の制圧を目指しているわけです。

フレクスナーの偏見を覆し、ポリオ制圧におけるワクチンの有用性・開発の正当性を明らかにしたエール大学の女性研究者ドロシー・ホーストマンもヒーローの一人に違いありません。彼女

は、ポリオ・ウイルスが脳脊髄神経系に侵入する以前に、暫時血中に存在することを証明したからです。ワクチン接種によって血液がウイルスへの攻撃性をもつものになれば、ワクチンはウイルスの感染予防に絶好なのです。

ワクチン開発レースの脱落者

実は、ワクチンの安全性が確かめられるはるか以前に、功名心にはやる研究者の危険な試みはあったのです。濾過性病原体を接種された赤毛ザルは再接種に抵抗性を示すことは前に述べましたが、ポリオに罹った患者の血液にも、病原体の毒性を中和する作用のあることが早くから分かっていました。そこで、ポリオに罹ったサルの脊髄を取り出してすり潰し、薄めた後に殺菌力のある薬（フォルマリンなど）を混ぜて人に接種し、免疫性を獲得させようとした研究者がいました。アメリカでは、パークとブロディーがこの危険な人体実験に手を染めたことで知られています。一九三五年のことでした。

恐ろしいことに、彼らのワクチンを打たれた沢山の子供たちがポリオを発症して死にました。世間の批判を苦にしたブロディーは自殺してしまいます。無残な失敗がワクチン開発の道程をより険しいものにしましたが、この悲劇は、ポリオ研究の深化と、ワクチン治験の倫理性を厳しく問うきっかけにもなりました。

生きたウイルスを使い、マヒを起こさずに免疫力だけを獲得する生ワクチンはセービンだけの工夫ではありませんでした。彼に先んじて実用化した先駆的な研究者もいたのです。コプロウスキーといいます（一九五〇年）。問題はワクチンの治験にありました。コプロウスキーは、精神薄弱者や癲癇の児童を対象としてワクチンを投与したのです。ワクチン接種の得失を理解できない子供たちには、「説明と同意」が成り立たないことは明らかです。これは非倫理的な治験であったと世間から非難されます。おまけに国立衛生研究所における比較試験でコプロウスキーのワクチンは毒性が強いとされて、結局、彼は開発レースから脱落しました。こうしたことを踏まえて、その後のワクチン開発者は、自分たちの家族を対象に治験を始めるようになったようです。

ソークの不活化ワクチンが成功を収めた後に、アメリカの複数の大手製薬企業がワクチン製造に乗り出します。セービンに先んじて生ワクチンの治験を始めた人物がいました。レダリー社のコックスです。彼のワクチンはフロリダで四〇万人に試験投与されました。投与を受けた人たちは、おおむね免疫を獲得したのですが、残念なことに六人の真性ポリオが発症しました。ワクチン服用後一週間から二週間で発症したために、発症は生ワクチンのウイルスから生じたと判断され、ワクチンの製造承認は取り消されました（一九六〇年）。フォルムアルデヒドによる不活化ウイルス・ワクチンと、弱毒生ワクチンの安全性と免疫性の優劣が競われたのですが、決着はその後に持ち越されます。ソ連をはじめ共産圏における大規模の強制予防接種の過程で、ソークの不活化ワクチンとセービン生ワクチンの効果が比較され、客観的な成果が出て、セービン生ワクチンに軍配があがったのです。

失策はまだ続きます。ソーク・ワクチンの大規模な野外接種試験が成功した直後に（一九五五年）、カッター研究所製のソーク・ワクチン（不活化ワクチン）の接種者とその周辺に真性のポリオが流行したのです。このニュースは親たちを凍りつかせました。冷静になって調べてみると、原因はこの研究所製ワクチンの不活化の過程に潜んでいました。ごく弱いホルマリンを加えてウイルスを不活化処理するものですから、ウイルスの塊の中心部に活性ウイルスが残ったのです。このときに接種された子供たちの対応はもちろんですが、母親たちの理性的な対応は賞賛に値するものでした。

マーチ・オブ・ダイムズ＝十セント募金運動

急速に発展したポリオウイルス研究とワクチン開発は、ロックフェラー財団の助成金だけでは

図16　「マーチ・オブ・ダイムズ（10セント募金活動）」の財団のマークと標語。
「一緒に赤ん坊を救おう」（ポリオ以後の標語）

賄えません。ここに小児マヒ財団と「マーチ・オブ・ダイムズ（十セント募金活動）」の運動が登場します（図16）。

小児マヒ財団が巨額の資金集めと共にポリオに対する科学的戦略を立て直したのは、一九三八年以後だといわれています。毎年のように繰り返されるポリオの流行が、おびただしい数の不幸な子供たちを生みましたし、一九二一年には、就任前の第三二代大統領ルーズベルトまでポリオに罹患してしまったのです（図19）。アメリカはすでに大きすぎる犠牲を払ったという共感が国民の間に強まります。ここに、芸能界におけるルーズベルトの友人キャンターと、弁護士事務所の共同経営者にしてルーズベルトの政界進出の黒幕、オコンナーが登場します。「マーチ・オブ・ダイムズ」はこのような中で生まれました（図17・18）。

「マーチ・オブ・ダイムズ」は国を挙げてポリオ撲滅に燃え、小児マヒ財団に潤沢な資金をもたらしたのですが、この国民運動は、キャンターのキャッチコピーによっています。辣腕の財団事務局長オコンナーは、国中から集めた浄財を、ポリオの治療とワクチ

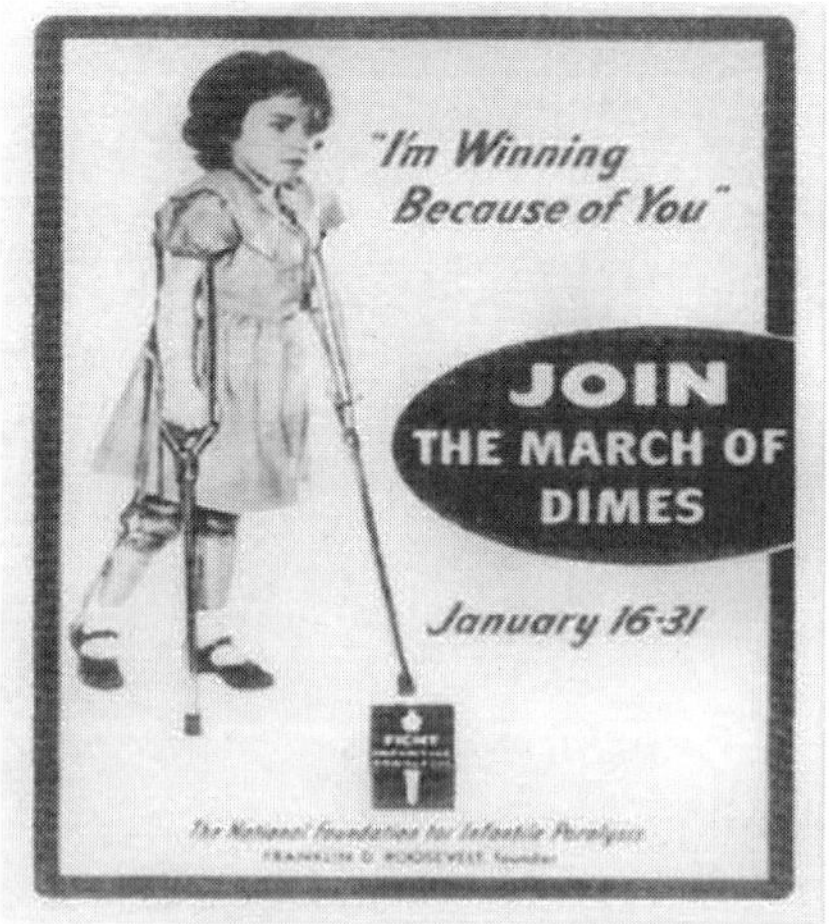
"I'm Winning
Because of You"
JOIN
THE MARCH OF
DIMES
January 16-31

図17　「マーチ・オブ・ダイムズ」のポスターと標語。
「"あなたのお陰で、私は負けない"。マーチ・オブ・ダイムズに参加しよう！」

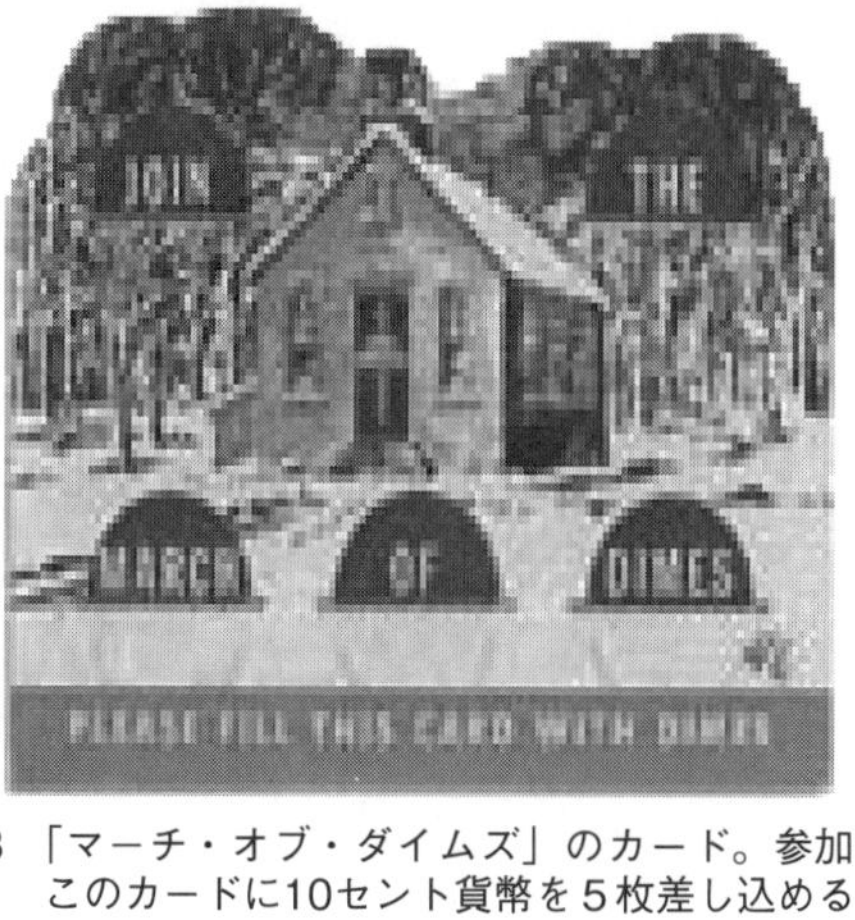
JOIN
THE
MARCH
OF
DIMES
PLEASE FILL THIS CARD WITH DIMES

図18　「マーチ・オブ・ダイムズ」のカード。参加者はこのカードに10セント貨幣を５枚差し込める

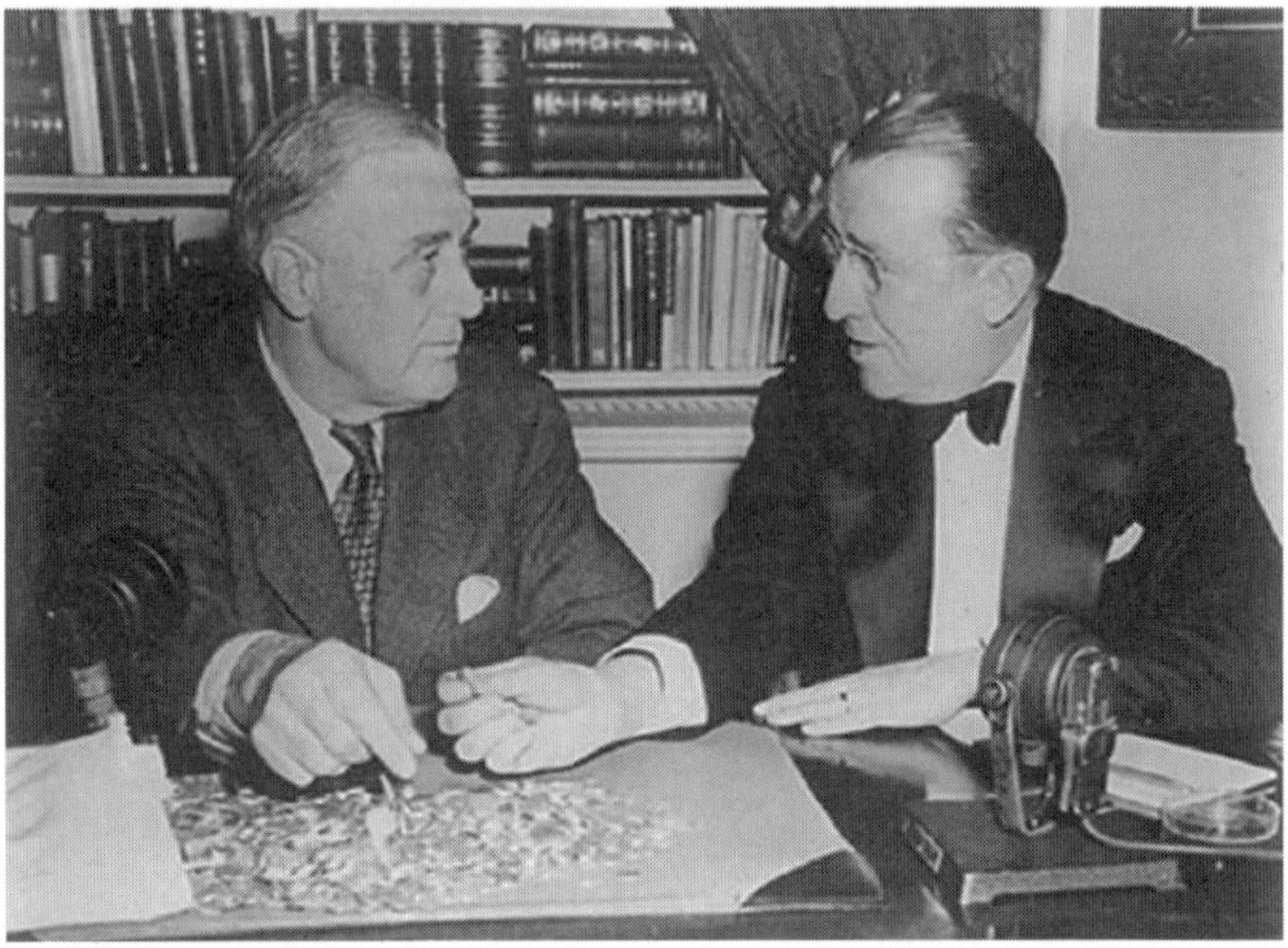

図19　第32代アメリカ大統領ルーズベルト（左）とマーチ・オブ・ダイムズ事務局長オコンナー。全国から寄せられた10セント（ダイム）貨幣を前に

ンの研究開発に注ぎ込みました。彼の大胆なリーダーシップは善意の寄贈といった旧来型の慈善（フィランソロフィー）を一新し、基金を継続的に膨らましました。高額の寄付に応じた有名人にはポリオ・クルセーダース（ポリオ十字軍）の称号も用意されました。ポリオ十字軍に参加したのは野球選手ジョー・ディマジオ、政治家ニクソン、歌手ビング・クロスビーら多数に上ります。研究資金の配分をめぐって少なからぬ批判を浴びたものの、オコンナーのマネジメント抜きにポリオの研究とワクチン製造態勢は完成しなかったはずです（図19）。

ポリオが制圧されたアメリカでは、この募金財団が難病や先天性奇形の子供の治療に現在も活動を続けています。

ついに明かされたポリオ・ウイルスの秘密

エンダースと若い研究チーム

ここでこの物語のヒーローのひとり、ジョン・エンダースが登場します。ただしここまでのところストーリーの主役ではありませんし、研究者としても一周後れでワクチン開発レースに参加したというのが当たっています。

エンダースは第一次世界大戦で兵役にも就いた年配者でした。ハーバードの教職を離れてボストン小児病院の感染症部門に赴任したときには、すでに五十歳でした。彼が利用した小児マヒ財団の研究資金は、元来、ハーバード大学チームに割り振られた資金の一部でした。エンダースの助手を務めるロビンスとウエラーは、初めからポリオに興味を示したわけではありません。ウエラーは水痘症と流行性耳下腺炎のウイルスの培養を手がけていました。

率直にいって、アカデミズムの中核から別れたこのチームはワクチン開発の本命と目されていなかったに相違ありません。そのせいでしょうか、全員がフレクスナー信仰から遠く、誤った先入観からも遠かったということができます。開発競争の真っ只中にあるよりも、自分たちの研究を少し距離を置いて遠目で見る、別の角度から見ることで、新鮮なアイデアが浮かぶことがあります。ポリオ患児のすぐそばにあった基礎研究の施設には、それなりに地の利があったかもしれません。

一九四八年頃に培養の技術が急速に進歩していたことも指摘する必要があります。すでに述べたように、ペニシリンやストレプトマイシンが安価に手に入りだしたおかげで、糞便をはじめ、採取した患者組織からウイルスを取り出すのも容易でした。培養装置と培養液の改良に加えて培養技術も格段に進歩していました。ヒトや実験動物から取り出した臓器や組織の細胞が安定して生存し、ウイルスが確実に増殖するシステムになっていたのです。ウイルスに犯された組織や臓器を取り出して運搬する方法も完成していました。

冷凍庫に保存されているポリオ・ウイルスを培養してみようと言い出したのはエンダースだといいます。当時彼らが培養していた組織は流産した胎児から得たものでしたから、神経系だけではなく、胎児の皮膚・筋肉・腸管なども扱っていたのです。彼らは、この組織培養試験管の中で水痘症ウイルス、ランシング型タイプⅡのポリオ・ウイルスを培養することにしたのです。比較のために、ウイルスの含まれない試験管も用意しました。すでに患児の消化器にはポリオ・ウイルスが証明されていたので、エンダースは結果に楽観的でした。結果はエンダースの予測したとおりでした。同じようにタイプⅠ、タイプⅢのポリオ・ウイルスも増殖させることに成功します。

ポリオ・ウイルスを実験動物の脳の中ではなく、培養器の中で増やすことができる、これはまさに画期的な発見でした。ポリオ・ウイルスのワクチン開発が夢でなくなったのです。「この知らせは大砲の大音響のように聞こえた」。これはロックフェラー研究所のウイルス研究部長リバースの正直な述懐です（一九四九年）。

こうして一九五一年にはワクチン開発の大きな障碍であった未解決の問題が二つとも解決されたことになります。その一つが、ポリオ・ウイルスには抗原性の違う三株が確認されたこと、いま一つがウイルスは神経系以外でも確実に培養増殖できるということです。最後に残ったのがワクチンの効果と安全性の問題でした。これは人に接種して、実際に試してみるしかありません。安全性については、それまでに小規模に試されたワクチンが失敗あるいは不評に終わっただけに、関係者は慎重でした。最初に不活化ワクチンを製造したソークに、かつての師フランシスが野外接種試験（治験）にむけて強力な支援の手を差し伸べるのです。

ワクチンの安全性を確認する前にエンダースのウイルス培養で明らかになったポリオの本性について話しましょう。試験管で培養された胎児の小腸の壁細胞でポリオ・ウイルスが大量に増殖する事実は、実験に参加した研究者よりも小児科医を驚かしたのではなかったでしょうか。彼らは「思い当たる節がある」と膝を打って得心したに違いありません。排泄物を介して人から人へとポリオ・ウイルスは広がっていたことに、ウイックマンをはじめ、小児科医は気づいていたはずです。解剖の結果、亡くなった子供の腸にウイルスが沢山いたという事実は、培養器の中でも確認されたわけです。培養された腸の細胞にウイルスが大量に寄生し増殖していたのです。こうしてポリオ・ウイルスは腸内ウイルス（エンテロウイルス）であることが確実になりました。

ようやくポリオ・ウイルスの伝播と、体内臓器への拡散の全体像がつかめたのです。口から感染したウイルスは腸管で増殖し、ウイルスの一部は腸管内に出て糞便に混じって排泄され、次の感染源になる。一部はリンパ腺を介して血管に侵入し、脳や脊髄を犯す。これがその全体像です。

ポリオがなぜ先進国に流行するのかという疑問も氷解しました。ポリオ・ウイルスは人類の歴史と共に人から人へ伝播して生き長らえてきたのです。子供たちは母親から抗体を貰い、あるいは生まれて間もなく感染して、免疫を獲得していたわけです。熱帯の子供たちが下水の流れ込む川で水浴びをする光景を思い浮かべてください。こうして彼らは小さいときから免疫を獲得したのですが、文明の進歩と共に上下水道が整備され、ポリオ・ウイルスに感染しない子供たちが増え、免疫を獲得する機会が失われ、そのために先進国でポリオが大流行したのです。表４に示したデータをながめてください。ヨーロッパの先進国のほうが発展途上国よりもポリオ患者の多いことがわかります。

敗戦後の日本でも、乳幼児を含めた子供たちにはポリオに対する免疫が十分にいきわたるほど、環境は悪かったのだということです。その後社会が安定して上下水道が整備されるにつれて、ポ

国名＼年	1950	1951	1952	1953	1954	1955	1956	1957	1958	1959	1960
日本	3.9	5.0	2.7	2.6	2.2	1.5	1.7	1.9	2.8	3.1	6.0
エジプト	0	0.1	1.2	2.5	3.0	3.7	2.5	2.3			
セイロン	2.5	2.7	3.0	1.9	2.4	1.8					
ユーゴスラヴィア	0.6	1.8	0.8	4.2	2.0	1.8	7.7	3.5			
アルゼンチン	2.7	4.4	3.9	14.0	4.6	2.3	33.3	3.8			
フランス	4.3	3.6	3.9	4.3	3.6	4.2	2.6	9.3			
西ドイツ	5.9	2.6	19.5	4.5	5.5	5.7	8.1	4.4			
イギリス	15.3	5.2	7.7	8.9	3.8	12.4	6.2	9.4			
ノルウェー	27.7	67.7	21.5	31.5	17.2	7.6	3.3	0.8			
スエーデン	24.3	7.8	6.9	71.0	14.0	6.7	7.5	3.4			
デンマーク	36.8	8.9	131.0	36.4	8.0	1.6	4.3	0.6			
カナダ	6.6	18.3	32.0	59.9	15.6	6.5	3.8	1.6			
アメリカ	21.9	18.3	36.1	22.2	23.6	17.5	9.0	3.2			
オーストラリア	27.0	56.2	20.2	19.0	21.2	9.5	12.4	1.3			

表４　諸外国におけるポリオ罹病率（人口10万対率）
罹患率がヨーロッパの先進国、カナダ、アメリカ、オーストラリアに多いことに注目（川喜田愛郎編『小児マヒ』岩波新書、1961より）

リオに対する免疫力のない子供が増え、その結果、いつ流行が起きてもおかしくない状態になりました。事実、健康な子供たちの血清にポリオに対する免疫抗体の低いことを、昭和二〇年代に三浦が、昭和三〇年代にはさらに詳しく甲野・巽と川上が警告していました。とりわけ後者のグループは生後一歳未満で中和抗体が最低値となり、マヒ型ポリオの発生が生後一年で最も多い事実を鋭く指摘していたのです（三九—四〇頁）。

なぜ北海道に集中的にポリオの流行が起きたのでしょうか。昭和三〇年代の北海道にはベビーブームが続いていたといいますから、免疫力を欠いた乳幼児が急増していたのでしょう。

ここでポリオ・ウイルスがどんな風にして

神経組織を犯し手足をマヒさせるのか説明します。例えば食中毒をおこす細菌は刺身のような生ものについて、暖房の効いた場所で急速に増殖します。これを食べた人はその細菌に感染し、吐いたり下痢したりという食中毒がはじまります。増殖した細菌が人の体に災いするのです。これに対して、ウイルスは細菌と違って単独で増殖することはできません。しかし一旦細胞の中に入ると、侵入した細胞（宿主といいます。ウイルスは宿主に寄生するのです）の機能を利用して増殖し、ウイルス蛋白を作りながら宿主の細胞を殺してしまうのです。ウイルスが宿主に取り付いて侵入するには細胞表面にあるレセプター（受け手）と結合しなければなりません。人の腸や口腔・咽頭などの粘膜細胞の表面はレセプターを持つのです。ポリオ・ウイルスは人の腸を宿主とするが、ネズミやウサギには感染しない、つまり種特異性があるのは、このレセプターという受け手を持つか持たないかの差によるのです。

レセプターと結合したウイルスはその後どうなるのでしょうか。まず表面の鎧（よろい）のような殻を脱ぎ、成分の一部が細胞の中に埋め込まれるようにドッキングします。その結果、内部にあるウイルス遺伝子ＲＮＡを宿主の細胞の中に放出するといわれています（図20）。ウイルス遺伝子ＲＮＡは、単独では生きているとは言えませんが、人の細胞に入ると遺伝情報伝達ＲＮＡ（これは固有の蛋白質の構造を決めます）として機能し、ウイルス蛋白の合成が開始されます。こうして宿主の細胞を利用しながらウイルスは自己の複製を無限に増やしていき、その結果宿主の細胞が死滅

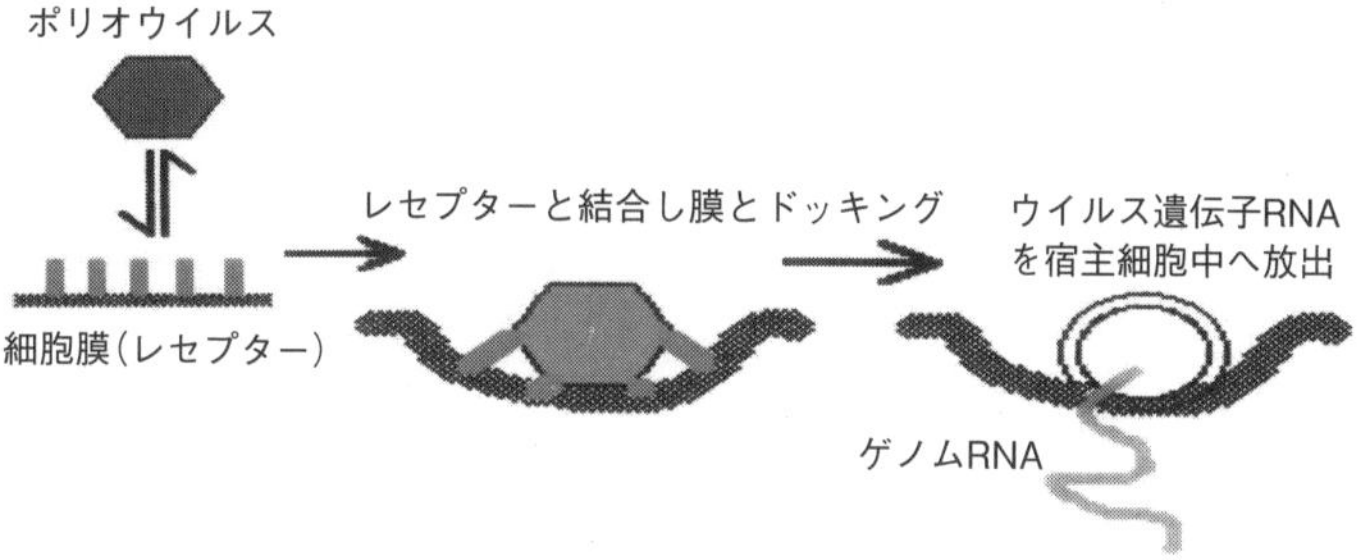

図20　ポリオウイルスの宿主細胞への侵入
左：ポリオウイルスの接近によって宿主細胞膜にレセプター（受け手）出現
中：ウイルスがレセプターと結合し、細胞膜とドッキング
右：ウイルスの外殻が破れてウイルス遺伝子RNAが宿主細胞中に放出される

するというわけです。咽頭や腸管の粘膜細胞で増えたウイルスは扁桃腺やリンパ組織に侵入して増殖を繰り返し、血管の壁を通過して血液に混じります（ウイルス血症が起きたといいます）。こうして体中をポリオ・ウイルスが駆け巡ることになるのです。そしてついに脊髄や脳の神経細胞に侵入します。

ポリオ・ウイルスはなぜか運動神経細胞を好んで犯すのです。ここでもウイルスは無限に増殖し（複製を作るわけです）、運動神経細胞は死滅してしまいます。以上がウイルスの感染によって手足の筋肉が麻痺する理由です。生命機能に直結する延髄の呼吸中枢や、頚髄の横隔膜神経の運動中枢が犯されて呼吸マヒに陥るのです（図8・9）。

目に見えないウイルスをどんな風に確認できるのでしょうか。ウイルス粒子の大きさは二〇ナノメーターから二五〇ナノメーターの大きさ（一ナノメーターは一ミリメーターの百万分の一）ですから通常の光学顕微鏡では見えないのです。電子顕微鏡で捉えた構造を模式化した図を示しましょう（図21・22）。ウイルスの分離試験には培養した臓器細胞を用いてきました。これはエンダースらがポリオ・ウイルスの増殖に成功したやり方と原理的には同じです。試験管（瓶）の中で培養している細胞にウイルスを感染させて細胞変性効果(cytopathic effect)を確認するのです。この図はサルの腎臓の培養細胞にポリオ・ウイルスを感染させた結果をあらわしています。培養された細胞はウイルスに感染しやすくなりますが、とりわけ霊長類の臓器細胞はウイルス感受性が高いのです。サルの腎臓や睾丸の細胞がよく使われるのはそのためです。

細胞にウイルスが感染した証拠、すなわちエンダースのいう変性効果とはどんな現象でしょうか。規則正しく並んで試験管にはりついていた培養細胞が、ウイルス感染によって試験管の壁から離れて浮かんできます。形も丸くなり中心部分に穴が開いたようになっているのが分かります。これが細胞変性効果といわれる現象です（図22）。浮かび上がる培養細胞を観察することで、目に見えないウイルスの感染と増殖を確認できるのです。ここまでくれば、ブドー球菌や大腸菌などの病原菌を寒天の培養器に植えてコロニーを数えるのと同じです。ウイルスをサルの脳に植えつけないことには確かめようもなかった時代から見れば、まさに隔世の観があります。患者の血液中の抗体を調べればどんなウイルスに感染したかも分かります。

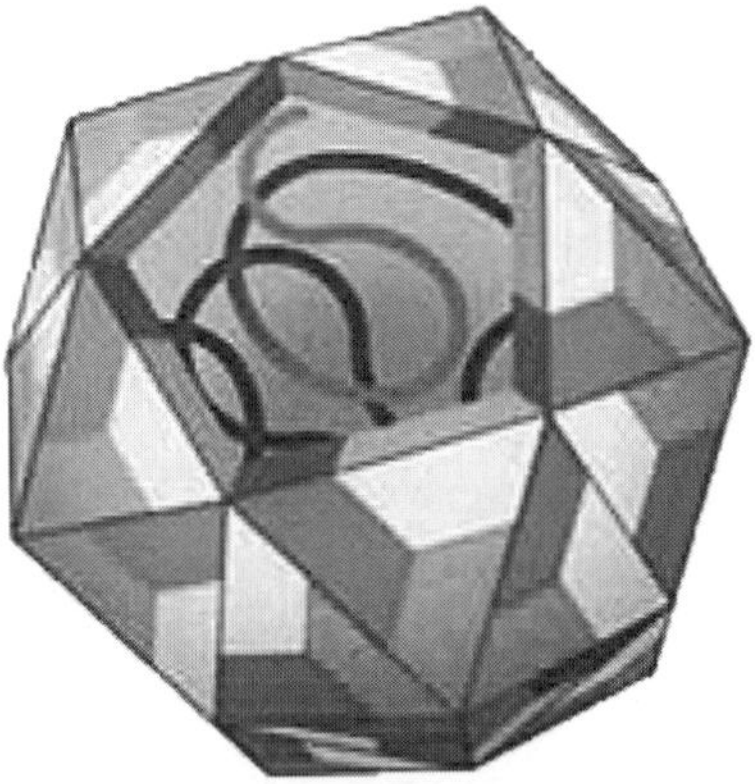

図21　ポリオ・ウイルスの模式図
外殻はカプシド蛋白。内部に遺伝子RNAを入れている
（東京都神経科学総合研究所資料より）

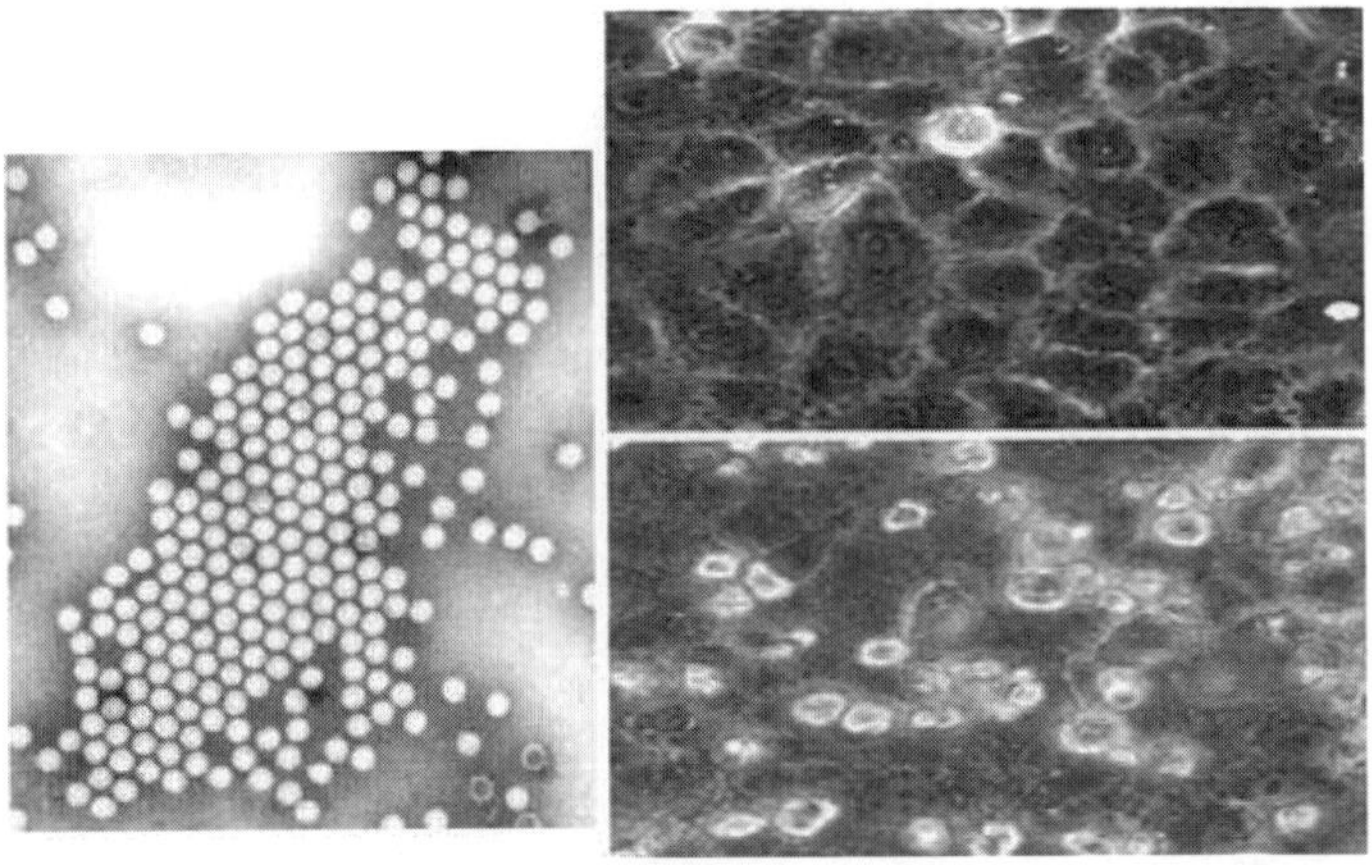

図22　左はポリオ・ウイルスの電子顕微鏡像
右上：培養したサルの腎臓細胞。敷石状に単層で並ぶ
右下：ウイルス感染によって細胞中に空胞を生じ、ウイルスの増殖が読み取れる（細胞変性効果）（東京都神経科学総合研究所資料より）

これは見事な実験であり、エンダースは何事も見逃さない観察者でした。「試験管内でポリオ・ウイルスを大量に増殖させるのに成功した」という報道が国中に号砲のように響いたのですが、これは今なおアメリカで語り草になっています。有名な大学や研究所が血眼になって探していた犯人の正体をボストンの小児病院が明かした。初老の男と若造の研究者の三人がこの大発見の主役であると知って、衝撃は倍加されたに相違ありません。ワクチンが明日にでも手に入るといった先走った報道もありました。

小児マヒ財団の資金援助リストには、ソークやセービンなど有名な研究者が名を連ねていましたが、肝心のエンダースは常連ではなかったはずです。おたふくかぜや水痘症ウイルスの研究者だった彼の名を知るものは、当時、少なかったのです。エンダースとは何者なのか、こんな詮索が始まったに違いありません。

ノーベル賞に輝いたエンダースとその弟子たち

エンダースはウイルス研究者なのですが医師ではありません。第一次世界大戦で兵役に就いたことは述べましたが、細菌学者になるまでに幾度か挫折を味わった苦労人でした。エール大学の文学部を卒業した後、短期間ですが、ビジネスの経験もあります。文献学を志していたずらに若さを空費したと嘆いた時期もありました。その頃のこと、エンダースは同室のハーバード大学の大学院生の紹介で、同大学の有名な細菌学・免疫学教授ジンサーに出会ったのです。師のジンサーは「イスラエルの民に約束の地を指したモーゼのごとくであった」とエンダースは述懐しています。偉大な師のもとで、三〇歳を過ぎて始まった研究生活にもはや迷うことはありませんでした。彼は一五年間ひたすら組織培養と水痘症・風疹・耳下腺炎ウイルスの研究に明け暮れました。

ボストンの小児病院に感染症研究部門を立ち上げたのは一九四六年のことです。五十に手の届く晩成の研究者にとって、幸運が二つばかりあったのです。一つは自分の研究テーマが神経嗜好性のウイルスでなかったこと。これはサイモン・フレクスナーの先入観からそれだけ遠くにいたことを意味し、ウイルスを植え継ぐためにサルと格闘しなくてもよかったのです。今一つが小児病院の通りをはさんで、古くからの産院があったことです。彼がポリオウイルス培養に用いた材料が、流産したヒトの胎児であったことを思い出してください。ここで胎児期の貴重な皮膚や筋肉と内臓が容易に入手できました。他の研究者には思いもよらない、絶好の研究環境だったといえましょう。

エンダースの晩年はノーベル賞受賞（一九五四年）をはじめとするあまたの栄誉に彩られたものでした。ポリオ・ワクチンの開発者ソークも誇り高いセービンも共に、「エンダースの肩に担がれて」成功を勝ちとったという世評を免れることはできませんでした。エンダースへの賛辞は以下のような前置きで始まるのが常です。「アメリカの科学史上、最も謙虚にして偉大な人物」。受賞記念講演は、彼の広く深い思想と精緻なものの見方を印象づけるものばかりですが、成功した研究者が忘れてはならない文言が添えられていました。「偉大な発明発見の石組みの最後の石を置いたのが私だというに過ぎない」。ノーベル賞を若い二人の共同研究者と分かち合ったというのも、当時は例のないことでした。

大規模な野外試験（治験）とポリオ・パイオニア

今でこそ治験という用語は、新しく開発された薬が承認される第一歩として理解され、治験は欠かせない手順になりました。薬の化学構造とその効果、安全性ならびに副作用が丁寧に説明された後に、その薬を使用するかどうかは患者の判断に委ねられます。もちろん開発までの過程や動物実験の反応と安全性を示すデータは、前もって公的な専門家の委員会の審査をパスしなければなりません。さらに、治験のプログラムや効果判定の基準まで、綿密に審査を受けることになっています。どのような症状に適用されるのか、どのように服用するのかなど、決められた約束事を勝手に変えると、治験全体が無効になります。

しかし、こうした厳格な治験のきまりは、わが国では二〇年足らずの歴史しかありません。それまではどうしていたのでしょうか。医科大学には学用患者の制度がありましたし、一般の患者も説明を受けることなく、医師の言うままに試されていたのです。効果判定の基準も、治験する側の主観に委ねられることが多かったのです。対象は特定の患者に限られていて、小規模であり、公正に効果が比較できる試験とはいいかねました。結果として、薬の効果や安全性の治験の成果は、しばしば医師や製薬会社の一方的な意向に沿うものになりました。

あるべき姿を以下に述べます。担当医師の恣意的な判断に左右されない投与の仕組みにするためには、効果を試したい本当の薬と、外見も味も同じ偽薬を用意します。どちらを服用するかは、医師にも患者にもわからない、いわば偶然任せのルールなのです。こうして、担当医師や患者の作為が働かない仕方で、その薬の効果と安全性を評価するのです。これを「二重盲検テスト」と呼びます。こうした客観性と信頼性の高い方法と、患者主権の尊重が、最近ようやく徹底しだしたのです。

ポリオ・ワクチンの治験は患者に対して実施するのではありません。あくまでも予防が目的であり、学童を主な対象にして実施されるのです。したがってワクチンでマヒになるといった副作用は許されません。さらに難問が控えています。ポリオの流行時でも感染して実際に手足がマヒ

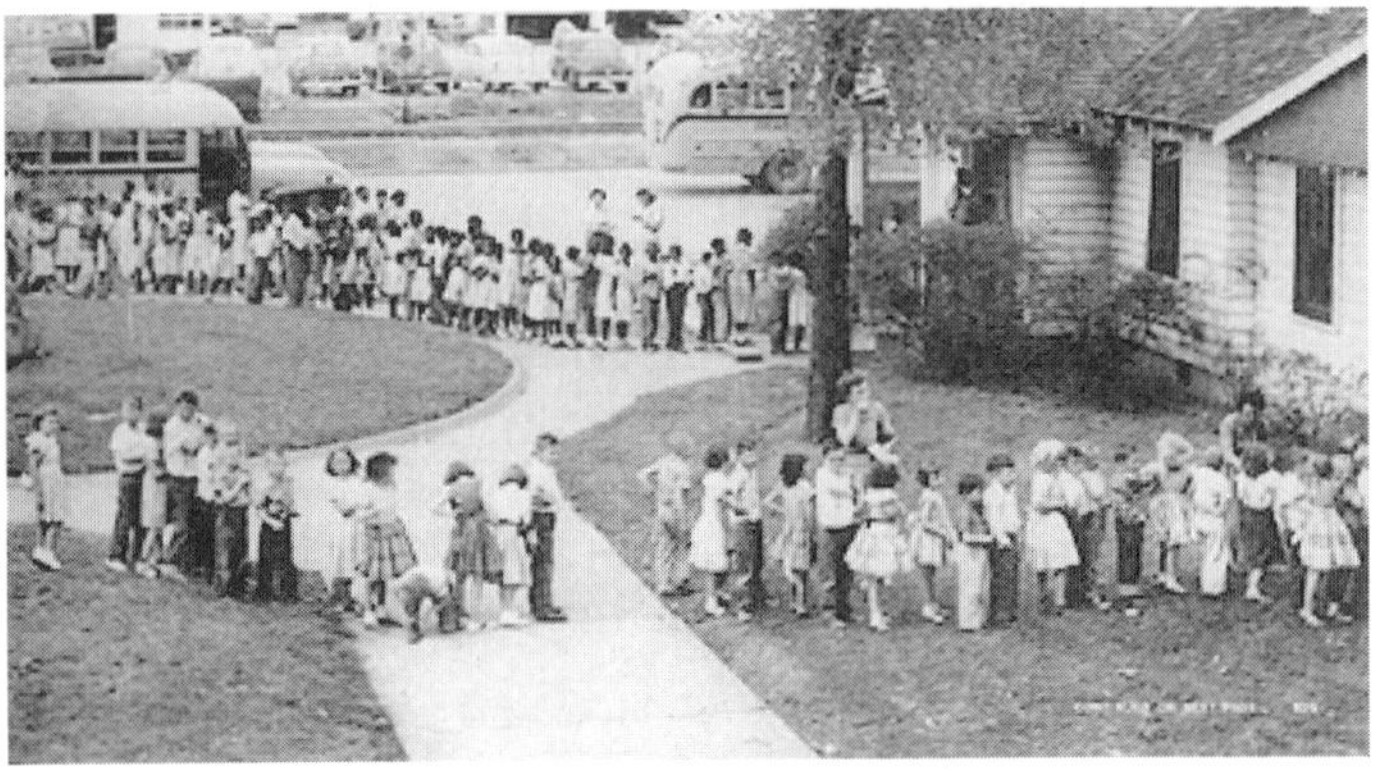

図23　ソーク・ワクチンの大規模野外試験。参加者はポリオ・パイオニアと称えられた（1954年）（Smithsonian National Museum of American History）

する子供は、感染者の数パーセントに留まります。ですからよほど多数の治験者が参加しないと、マヒ患者数の比較ができない可能性があるのです。

その準備に約一年を費やして、アメリカで行われた野外試験の結果をまとめましょう。一九五四年の治験には、六歳から九歳児まで、実に一三四万九一三五人が参加したのです。それはまさに空前絶後の数というべきです（図23）。過去の統計資料とワクチンの有効率（五〇ないし六〇％の有効率と仮定されました）から算定して、計算上は、ワクチン接種群と偽薬接種群のそれぞれ七〇万人の治験者が必要になりました。さらに流行の予想される地域として、全米四四州から二一七の地区を選びました。そして実際には四二万人がワクチン注射を、二〇万人が偽薬の注射を受けたのです。ポリオが流行しやすい夏場にもかかわらず、七二万人は観察されるだけの対照群に割り振られることになります。ワクチン注射群の九五％が三回のワクチン注射を受けたというから感心します。初回接種の一週後に二回目、一ヶ月後に三回目の接種が必要です。ワクチン接種完了の二週間後から、その年の終わりまで半年間を観察期間と定めました。その結果わかったことは、ワクチン接種群の罹病率一七（対一〇万人）に対して、非接種群の罹病率は四九でした。つまりワクチンの有効性六五％というみごとなものでした。

ワクチンが一〇〇％有効だとか、絶対に安全だという保証のないこと、子供が、ワクチン接種群か偽薬接種群のどちらに割り振られるかは誰にも分からない、という但し書きは、読む者をぞっとさせました。それでも母親たちは子供を治験に参加させたのです。それだけポリオに対する親の恐怖が大きかったといえるのですが、母親たちの信頼をつなぎとめたのは何だったのでしょうか。それは医学への信頼、ウイルス研究者への信頼、そして長年にわたって草の根の活動を続けた小児マヒ財団と「マーチ・オブ・ダイムズ（十セント募金活動）」への信頼でした。この運動は一九三八年から実に一六年にわたって、患者支援と研究支援を絶やさなかったのです（この団体は現在も活動中です）。小児マヒ財団はポリオ研究に、一九五三年だけでも二〇〇万ドルを投じました。国の支出が七万五〇〇〇ドルですから額の大きさが分かります。さらに「マーチ・オブ・ダイムズ」は一九五四年に、五五〇〇万ドルの募金を投下した上に、大規模野外試験用の資金二〇〇〇万ドルを上積みしたのです。

小児マヒ財団は、成功の鍵を握るのが両親であることをよくわきまえ、単なるボランティア精神を超えてポリオ・パイオニアになってほしいと必死に訴えたのです。人体実験というマイナスの印象を拭い去ろうと全力を挙げて努力しました。ワクチンの品質をどうやって管理するかが重点課題でした。有名な製薬会社が参加していましたが、製品のロットごとに三回の検査という厳しい安全管理を課しました。サンプルをサルに接種して発病すると、そのロット全体を廃棄させました。

それにしてもワクチンの安全性は万全だったのでしょうか。正直なところ、ソークはワクチンの不活化に、直前まで確信が持てなかったといいます。フォルマリンで不活化できることは分かっていましたが、これは古典的な手法です。用いられるウイルス量との関係・調整の温度・作用時間・酸性の度合いなど、確実なお手本はどこにもなかったのです。五千人のボランティアを対象にした予備試験は成功したものの、今回の大規模試験は規模が比べものになりません。眠れない夜の続いたことをソーク自身が告白しています。パイオニアの自覚をもつボランティアの不安を取り除くのに、予備試験の成功を強調し、ソーク自身と家族のワクチン接種の成功をマスメディアに流して報道させたりもしました。

こうした努力にもかかわらず、大規模な試験が成功した直後に、ソークのワクチンは少数のポリオ患児を発生させたのです。これはカッター研究所製のワクチンで、フォルマリンによっても不活化せずに生き延びたウイルスによるポリオ感染でした。幸い大規模試験の大成功のお陰で、こうしたマイナスが反対の世論をかき立てずにすみました。

ワクチンか偽薬のいずれかを無作為に接種した後に、罹患率を比較するのですから、記録も膨大になります。統計処理のために国の統計局の専門官やミシガン大学の大学院生が手伝いました。当時はパンチカードをＩＢＭに送って処理する時代でした。州・郡の衛生官僚や教員、ＰＴＡのほか、二〇万人以上のボランティアを動員しなければなりません。もちろん注射を完璧に実施するために、各地区の看護婦と医師会の協力は絶対条件でした。前年四月に始まった世紀の大試験は一九五四年の夏を前に終わり、翌五五年三月まで、公衆衛生学者のフランシスはほぼ一年かかって治験の結果をまとめました。そして結果の公表日を一九五五年四月一二日、亡くなったフランクリン・ルーズベルトの十回忌に当たる日を選んだのです。

この世紀の大規模試験が国の主導で実施されたのではないという事実は、われわれ日本人の理解を超えます。たしかに国立衛生院（ＮＩＨ）の専門家たちが試験に介入しました。彼らはソーク・ワクチンの安全性に全幅の信頼を寄せていなかったのです。試験実施の直前まで、より厳格な安全テスト（不活化処理をすり抜けたウイルスが皆無であることを、多数のサル実験で重ねて証明させようとしました）と、小規模の予備試験を繰り返すように迫りました。ワクチン研究の重鎮たち（セービンやエンダース）もこぞって慎重な態度でした。

このハードルを越えるには、高い学識と研究の実績、そしてポリオ犠牲者への共感が必要でした。財団側の研究推進責任者として、小児科医でロックフェラー研究所のウイルス研究部長リバースが「はまり役」でした。もう一人鍵を握る人物は、ミシガン大学公衆衛生学教授のフランシスです。彼にはインフルエンザ・ワクチン治験の実績もあり、弟子のソークが開発したワクチンに信頼を寄せていました。大規模試験の総括責任者としてうってつけだった彼が、新たに設置された「ポリオ・ワクチン評価センター」長に就任します。「マーチ・オブ・ダイムズ」の事務局長としてオコンナーがいました。彼には挙国一致体制の潮時を読む眼力があったのかも知れません。アメリカ社会は東西冷戦の激化、マッカーシー議員の赤狩りに揺れる時代にさしかかっていました。オコンナーが選挙参謀を勤めた故ルーズベルト大統領の十回忌が、翌年に控えていることも計算に入れていたはずです。ルーズベルト大統領こそ「マーチ・オブ・ダイムズ」運動と小児マヒ財団の生みの親でしたから。

われわれはともすれば、ポリオ・ワクチンの研究開発だけに注目しがちですが、大規模野外試験こそポリオ制圧の第一歩であり、その周到さと徹底性には敬服のほかありません。その意義を正確に理解し、進んでわが子を参加させたこの国の母親たちにも頭が下がります。バジル・オコンナー、トーマス・フランシスそしてジョナス・ソークの見事な役割分担と相互の信頼関係が、世紀の大規模野外試験を成功に導いたのでした。

忘れられた超人的努力

コンノート研究所（カナダ）と女性生化学者が供給した培養液

ソーク・ワクチンの有効性と安全性を検証した大規模野外試験が歴史に遺るアメリカ国民の偉業であることに間違いはありません。しかしこの大規模野外試験に使われたワクチンはどのようにして製造され、どのようにして学童に接種されたのでしょうか。実はこの世紀の治験で一番危惧されたのが高い品質の試験用ワクチンの確保でした。振り返ってみましょう。エンダースの試験管培養の成功は一九四九年でした。しかしそれは実験の成功であって、ワクチンという製剤（生物製剤）の大量生産に成功したわけではありません。十分に管理された製法で、安全有効を確かめた製剤にするには、現今でも実験成功後五年から十年を必要とするのが常識ではないでしょうか。エンダースのウイルス培養成功から四、五年で良質のワクチン原液（ウイルス培養液）を供給した研究所と研究陣がこの当時あったとすれば、その貢献もまたポリオ制圧の歴史に大書されるべきです。これがカナダのトロント大学コンノート研究所とその研究陣でした。

コンノート研究所は、カナダ生まれのホルモン製剤インシュリンの製造開発で一躍有名になりましたが、もともとトロント大学のジフテリア抗毒素血清研究所として一九一四年に発足しました。第二次世界大戦中はペニシリンや乾燥血漿の製造も手がけましたが、元来各種ワクチンの製造と供給を主力としてきました。この研究所の高い開発製造能力に目をつけたのがソークと小児マヒ財団「マーチ・オブ・ダイムズ」でした。

それにしても百数十万人の学童に接種する試験ワクチンの製造開発は大きな賭けであったろうと思われます。短期間に均質のワクチン原液（ウイルス培養液）を大量に製造する役割をコンノート研究所が担い、これを薬液（フォルマリン希釈液）と混ぜて弱毒化するプロセスをアメリカの製薬会社が担いました。イーライ・リリー社とパーク・デービス社です。

短期間に均質大量のワクチン原液製造を、という難関をコンノート研究所が乗り切った陰に、女性生化学者ファレルをはじめとする若い研究陣の超人的努力があったのです。この研究所独自の合成培養液メディウム一九九はサルの腎臓細胞増殖に絶好の培養液でした。この培養細胞にポリオ・ウイルスが容易に感染増殖することが分かりました。さらにファレルが百日咳ワクチン開発に編み出した振盪培養法（大型の培養ビンを器械で絶えず揺さぶる＝トロント法と呼ばれた）が短期間のウイルス大増殖という難題を解決してくれました。合成培養液は動物の血清などを加えていませんから安全で、ポリオ・ウイルスなしのまま用いれば、接種ワクチンの偽薬として学童に接種することもできました（対照群として接種）。合計三〇〇〇リットルという大量のワクチン原液（大増殖したポリオ・ウイルスを含む）が、弱毒化のために、国境を越えてアメリカの製薬会社二社へ送り込まれたのでした。

後から振り返ってみますと、コンノート研究所によるワクチン原液の製造供給こそ、ソーク・ワクチン成功の全てではなかったかと思えます。万が一不良品が混じったりすれば、一九五四年の野外試験は失敗に終わっていたでしょう。しかしソークをはじめとして、アメリカ側のポリオ制圧の記録にはこの偉大な貢献が抜け落ちているように見えます。

生ワクチン
セービン医師の雌伏六年

こうしてアメリカはポリオ制圧に世紀の大成功を成し遂げたのですが、そのアメリカは無論のこと、世界中で使用されるポリオ・ワクチンが、今では飲む生ワクチンばかりです。一体これはどうしたことでしょう。ワクチンの接種から飲むワクチンへという転換は、ソーク・ワクチンの大規模野外試験の成功後、僅か六年で起きたのです。その主役は、なんとソ連医学でした。ただし、ソ連が用いたワクチンは、セービンが長い年月をかけて開発した弱毒ポリオ・ウイルス株ですから話はややこしくなります。

すでに触れたように、セービンが目指したワクチンはいずれも神経組織を犯さない三種類の弱毒株であり、そのためにはサルの腎臓組織などに植え継いで、ウイルスの毒性をなくす操作を繰り返す必要がありました。当時は弱毒化のメカニズムが解明されておらず、ひたすら繰り返すことが大切でした。これは黄熱病ウイルスの弱毒化を目指してタイラーが開発した方法です。毒性がなくなったか否かを知るには、サルやチンパンジーでチェックするしかありません。これは単純で忍耐の要る仕事です。セービンには実験助手はいましたが、肝腎な操作は自身が手をくださないと気がすまない性格でした。彼は流行が起きるたびに新しい株を求め、またポリオ研究の進捗にも注意を怠らない勤勉な学者でした。それだけに自らのワクチンの優越性には絶対の信頼を置いていました。

ソークの不活化ウイルス・ワクチンが流行を抑えるには力不足だとする主張は、もとからありました。理由はソーク・ワクチンの免疫の仕組みが違う点にあります。ワクチンを接種された人の血液に免疫力をつけるのがソーク・ワクチンです。だが腸管にはポリオ・ウイルスに対する免疫力はつきません。一方、生ワクチンの弱毒ウイルスは腸管で繁殖し腸管に免疫力をつけますから、マヒをおこすウイルスが侵入するのを防ぐという有利さを持っています。腸管の免疫力の源が分泌型の免疫グロブリン（液性免疫の本体）であるという発見は日本人研究者たちがもたらしました（注1）。また、生ワクチンを服用した人は糞便中にこの弱毒ウイルスを排泄し、結果的に、周辺に免疫力を広げます（これはワクチン株による新たなポリオ禍として、最近、問題になっています）。ポリオ・ウイルスは他の動物種には感染せず、人から人へ伝播して存在し続けるわけですから、多数住民の腸が免疫になれば、ポリオ・ウイルスは感染する（寄生する）場所がなくなり、ポリオの根絶も可能というわけです。ソーク・ワクチンとの違いを知っていたセービンは挫けることなく次のチャンスを狙っていました。

ソーク・ワクチンからセービン・ワクチンへの転換は親たちの選択の結果でもあったのです。ソーク・ワクチンは三回に分けて接種されますが、貧しい住民には大きな負担になります。アメリカでは高額の医療費が当時から社会問題になりつつありました。ソーク・ワクチンの勝利後も毎年のようにポリオの小規模流行がスラムや黒人層を抱える大都市に起きました。一九五九年にはマヒになった子供たちの内、七三％がワクチン未接種であるということが判ったのです（オシンスキー著『ポリオ』二〇〇六年）、フランシスの勝利宣言から四年もたっています。せっかくワクチンが開発されても、貧しくて未接種の人が多いのでは役に立ちません。ワクチンの開発とその普及は別の問題であることが分かります。ワクチンの有効性と安全性が明確になった後でも、全ての住民をポリオから守るには医療制度の問題があることを改めて考えさせられますが、実際には、安価で有効なセービン生ワクチンの登場がこの問題を解決しました。

セービンが成功への大きな一歩を踏み出したのは一九五六年、ソーク・ワクチンの成功宣言後一年のことでした。ソ連の研究者たちがソーク・ワクチンの製法を学び、幾人かのポリオ研究者とも情報交換したがっているという電話を公衆衛生当局からもらったのがきっかけでした。なぜソ連なのでしょうか。この背景には、ソ連でのポリオ大流行がありました。一九五五年頃からソ連もソーク・ワクチンを試作し始めたのですが、良質の安定したワクチン開発に手こずっていたのです。そしてソークに救いを求めたのですが、断られてしまいます。一方のセービンは全面協力を約束しました。セービンはロシア生まれのユダヤ人であり、それ以上に、自分にとってまたとないチャンスであることを理解していたのでしょう。

セービンには勝算があったのです。一九五四年の冬から翌年にかけて、弱毒ポリオ株の試験を囚人三〇人に成功裡に済ませていたのです。協力した囚人には恩恵がありました。全員が三種のポリオ株の免疫を獲得し、マヒにもなりませんでした。しかし、それ以上に野外試験をアメリカで広げることはできなかったのです。ソーク・ワクチンの輝かしい成功の直後に、弱毒とはいえ生きたウイルスで危険を冒す試みに誰が賛成するでしょう。そこへ一本の電話がセービンにかかり、彼は願いを叶えることになるのです。これはソ連の数千万人をポリオ禍から救うきっかけにもなったのです。

共産圏におけるセービン・生ワクチンの野外試験

日本の各地にポリオの流行が報道された時代、昭和三〇年代にさかのぼります。社会主義陣営ではセービンの生ワクチンが大規模野外試験で目覚しい成果をあげていました。以下、当時の状況を、しばしば引用した川喜田愛郎編の『小児マヒ』によって紹介しましょう。

セービンの三種の弱毒株と生ワクチン製造技術は、一九五七年頃にソ連に導入されました。安全性が少数の人々のあいだで証明された後に、医学アカデミーの申請にもとづいてソ連衛生省は四万人の野外試験を許可しました、一九五八年秋のことです。さらに一九五九年末までにソ連内の共和国で総計一五〇〇万人、一九六〇年には生後二ヶ月から二〇歳までの年齢層を中心に七七五〇万人が、夏の流行期に先立ってセービン生ワクチンの接種を受けました。これはアメリカのように市民の自発的な試験参加ではなく、国家のポリオ根絶計画にもとづくものでした。したがってワクチンと偽薬を用いた無作為の比較試験による正確な評価ではありません。

たとえそうであっても、その成果には目覚しいものがありました。生ワクチンのウイルスが毒性を取り戻して新たなマヒが発生するという懸念は払拭されました。その夏のポリオ流行はものの見事に制圧されたのでした。液体のワクチンを甘いキャンデーにする工夫が進み、一九六〇年代にはキャンデー型の生ワクチンが普及しました。後年日本へ緊急輸出された生ワクチンはこれだったのです。同じ時期にソーク・ワクチンの接種も行われましたが、成績は見劣りするものであったといわれています。

東欧諸国のうちではチェコスロヴァキアの実績があります。この国では、一九五八年から一九五九年の冬にかけて、二歳から六歳の子供一四万人にセービン・ワクチンを接種して成果をあげたので、一九六〇年春には全国規模に広げました。生後二ヶ月から一四、五歳までの子供の九三%に当たる三五〇万人に、大部分は自国製の、一部はソ連製の生ワクチンが与えられました。これによってポリオの発症は抑制され、一九六〇年の後半には一例のポリオ患者も発生しなかったといわれています。

世界保健機構（WHO）が生ワクチンによるポリオ制圧というソ連の経験に触発され、専門家を派遣して調査した後、安全性と有効性を認めて、その後の世界戦略に生かすことになります。この報告がアメリカにおける生ワクチンの承認に大きな力になったことはいうまでもありません。一九六〇年にワシントンDCで開催されたポリオ生ワクチン国際会議では、ソ連の研究者代表が主役を演じました。一挙にポリオ流行を制圧したセービンの生ワクチンの威力が大きな反響を呼んだのです。一九六一年にはアメリカ医学会がセービン生ワクチンの優位性を認めました。

待望のワクチン製造の承認もおります。

（注1）セービンの生ワクチンが腸管に強い免疫力を作り出すという肝腎のメカニズムを明らかにしたのは、甲野禮作に学んだ小児科医グループでした（川上勝朗・巽稔、一九六二年調査）。彼らは強力なウイルス抗体を患者の糞便中に証明していたのです。本体が分泌型の免疫グロブリン（IgA）であることを確定するにはいたらなかったものの、ソーク・ワクチンとセービン生ワクチンの決定的な差違を証明しました。

第三章　ヒーローがなぜアメリカに誕生したのか

――ポリオ制圧前史――

ワクチンがはじめて制圧した世界的な疫病

日本とアメリカにおけるポリオ制圧をもう一度グラフから眺めてみましょう（図3・5）。日本の自主開発ではありませんが、日本では、九〇パーセントを越える生ワクチンの接種率によって、三年間でポリオを制圧したのは立派なものです。一〇〇パーセント人の手になるワクチンが、単独で、これほどの成果をあげたのは医学の歴史始まって以来のことです。天然痘に対する牛痘ワクチンの接種はジェンナーによって一八世紀に始まったのですが、天然痘の制圧には二世紀を要しました。昔から人類を苦しめた疫病のなかで、ワクチン単独でその大流行が制圧されたという事実はむしろ稀です。上下水道の設置をはじめとする生活環境の改善や予防医学（公衆衛生学）の進歩、教育の普及など、社会の豊かさをまって疫病は徐々に制圧されたと見るのが正しいと思います。その意味ではアメリカにおけるワクチン開発と接種によるポリオ制圧は、輝かしい医学、とりわけ科学的医学の成果として二〇世紀に燦然と輝いています（図24）。

これまでポリオ制圧への道筋を追ってきましたが、それにしても、なぜアメリカだけがヒーロ

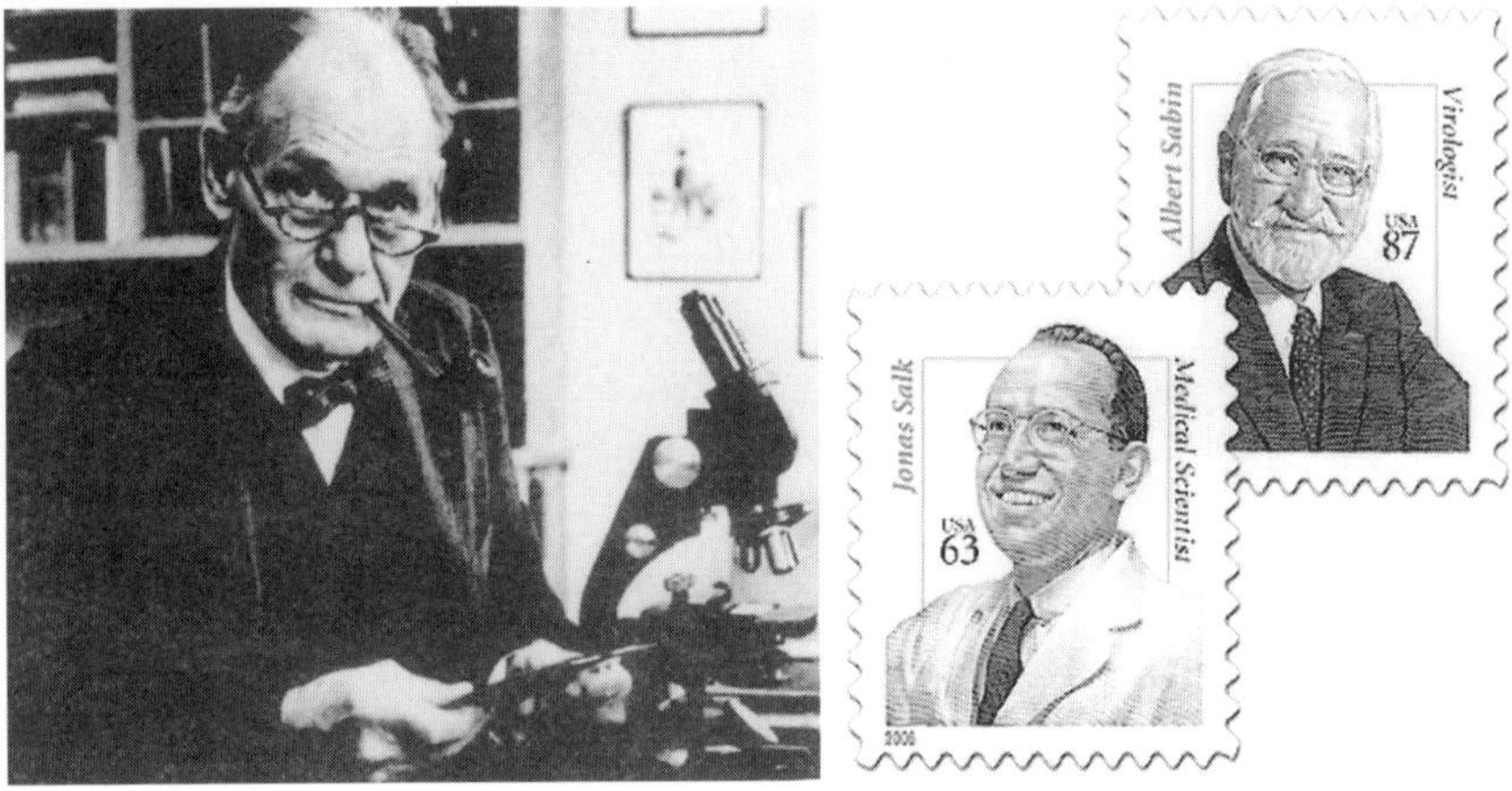

図24 左からエンダース、ソーク、セービン

ーになり得たのか、なぜアメリカ以外にヒーローが誕生しなかったのかという疑問が湧いてきます。

　成功の鍵は、まずポリオ・ウイルスの試験管培養、次にソーク・ワクチンの大規模野外試験、そして最後に、研究とワクチン開発のために草の根の募金を続けた「マーチ・オブ・ダイムズ」にあった、といってよいでしょう。いずれもアメリカ国民の積極的リーダーシップを物語っています。大事なことはそのうちのどれ一つを欠いても、ポリオは制圧されなかったということです。ヨーロッパの諸国も、日本もこの三要件を満たすことができなかったのです。

　本書の後半は、三要件を満たしたアメリカの当時の実情を振り返ることにします。そして最後に日本の抱えた問題を掘り下げてみましょう。

二〇世紀はじめのアメリカ

ポリオ・ウイルスの試験管培養は二〇世紀前半におけるアメリカ医学研究の輝かしい業績です。結果だけ取り上げれば、アメリカンドリームの実現そのものです。ただし「棚ぼた」ではありません。およそ半世紀を費やしたワクチン開発は、この国の医学や科学の発展と同じ着実な足取りで到達した栄光であったと思われます。ワクチン開発までにさまざまな曲折があったことを前段で述べました。ワクチンが役に立たないのではないか、といった深刻な反対論もあったのです。ウイルスの抗原性（免疫力）を三株に絞り込む「しんどい労役」も乗り越えなければなりません。そして最後に大規模野外テストという空前絶後の大勝負が控えていました。関係者は本当に成算があったのでしょうか。

研究開発の経緯を辿ってみても際立った天才肌の研究者が目立ちません。しかしワクチン開発に向けて、当時最高の研究所や医科大学が競い合いました。様々な分野が、ワクチンを目標に半世紀も力を結集し続けた、という事実が私たちを圧倒します。

「ポリオ制圧」を継続的に方向づけた軌道があったに相違ないと、私は考えるのです。ヒーローたちはその道筋を地道に歩き続けたのではあるまいか。その道筋は研究者の頭の中にあったというよりも、現場の医師や医学教育者も含めて迷うことのない道筋だったに違いありません。手詰まりではあったものの懸命に子供の延命を図った医師たち、いたいけな子供の死体を病理解剖し、そのむくろから脊髄を取り出した病理医、ポリオ・ウイルスの三タイプを確定した研究者、そして手間のかかるサルの飼育に協力した多数の実験助手たちも、道に迷うことはなかったろうというわけです。アメリカ医学の進歩に対する国民の信頼がワクチン開発を後押ししたに違いないのですが、科学的医学が方向づけの役を果たしたと信じています。

ほかにも似た事例があるのです。世紀の転換点を中心にアメリカは生命科学の誕生とその黄金期の幕開けを迎えました。ヨーロッパからのユダヤ人亡命者を交え、物理学・化学・生物学など異なる分野の坩堝の中から、生化学・分子生物学が立ち上がってきたことが知られています。ドイツ語圏からの移住ですからコミュニケーションにも事欠いたことでしょう。にもかかわらず研究は間をおかずに加速されました。ここでも最新のテーマを掲げる研究会や研究誌が進歩の軌道を用意したのでしょう。昇り坂にあった医科大学が亡命研究者にポストを提供しました。それは移民の国に生まれた生命現象への飽くなき科学的探究でした。

一八七六年から一九一二年までにアメリカ合衆国は三八州から四八州まで拡大し、人口は五〇〇〇万人増えて一億人を超えましたが、そのうちの二〇〇〇万人は移民でした。彼らは夢を抱いて貧しいヨーロッパをあとにした人たちです。東ヨーロッパやロシヤからはユダヤ人たちが特に多かったといわれますが、アメリカ建国当初のメイフラワー号に表される宗教難民ではありません。世紀の変わり目から二〇世紀の初頭にかけてアメリカが手にした大躍進に惹かれた人たちでした。南北戦争後の土地の無償交付（ホームステッド法、一八六二年）や大陸横断鉄道の有利な建設認可（一八六二年に認可、完成は一八六九年）など、この国はまさに一攫千金のチャンスに満ちた国でした。鉄鋼王カーネギー、石油王ロックフェラーなど、一代で巨万の富を築く成功譚はいたるところにありました。当時の移民法は新天地を目指す出稼ぎ人を無制限にうけいれていました。その結果、アメリカは産業革命以来、世界の最先端を走っていたイギリスの工業生産力を、一九世紀末には追い越していました。アメリカにおける産業革命（一八六五―一九〇〇年）とも、成金時代、金ピカ時代ともいわれています。

一九世紀に先頭を切って近代医学を発展させたドイツの歴史とアメリカの歴史は重なる部分があります。ドイツはプロイセンを中心に新興工業国として躍進し、一九世紀後半統一ドイツ帝国を形成するのです。ただしプロイセンの医学をはじめ諸科学の発展が国家（官僚）主導型であった点は、アメリカとの決定的な違いです。ドイツの官僚主導の医学と医学教育、医療保険を含む社会保障制度は、アメリカよりも日本の手本になりました。

一方、この時代を特徴づけるアメリカ文明は相次ぐ発明の産物でした。発明王エジソンによる蓄音機（一八七七年）、白熱灯（一八七九年）、キネトスコープ（映画の原型、一八九四年）のほか、ベルの電話の発明（一八七六年）など続々と登場します。火力や水力による電力の供給が一八九〇年代には大都市をカバーし、照明が人々の生活を変えました。産業界には大規模のエネルギー革命をもたらし、フォードの大衆車・T型モデルの発売（一九〇八年）はその結果でもありました。便利でスピーディーな近代社会が早々と出現したのです。この経過をまとめてみましょう。

1. 急速な大型化と高度化の工場生産。その代表がT型フォード車の大量生産。製造業への労働力吸収とそれを可能にした移民の急増と黒人労働
2. 鉄道による広域輸送網の発展と、平行して進む電信・電話による広大な新大陸の一体化・組織化
3. 資本の蓄積と大企業の成長。活発な投資の結果としてあらゆる産業活動の勃興。優勝劣敗の企業統合・淘汰も進む
4. 都市の発展と共に拡大を続ける市場、産業の脱地域性

こうした社会の躍進の基に飽くなき物欲をみるのは容易ですが、同時に比類ない進取の国民性や合理精神（たとえば「科学的経営の原理」、一九一一年のテイラーシステム）を読み取ることもできます。その両者を高く評価する社会でもありました。

医学・医療、あるいは医学研究と教育にどのような変化が現れたのでしょうか。ウイルス学の急速な進歩を促した学会や研究所を誕生させた背景には何があったのでしょうか。組織培養からワクチン開発へとたて続けに発見と躍進（一まとめに現状打破（ブレークスルー）と呼びましょう）を生み出し、多少の失敗はありましたが、製薬産業はすぐさま高品質のワクチンに仕上げました。ポリオ・ワクチン開発に的を絞りましたが、ほぼ同じ時代に芽吹いた分子生物学や遺伝子科学を考えますと、この国の研究者たちは、科学や医学の世界にフロンティアを追い求めたのではなかったでしょうか。国民もまた、ポリオ制圧を科学的医学に期待したに違いありません。

しかもこの科学的医学が社会に認知される仕組みが同時に作動していたように見えます。具体的には病気を治せるようになった近代病院医学であり、健康と病気を見分ける研究・検査室医学がその中にありました。医学教育の容赦のない改革と標準化が科学的医学の担い手を養成し始めたことも見逃せません。もう気づかれたことでしょう、二〇世紀の前半には開拓すべきフロンティアも自由地もアメリカから消えていました。しかし歴代の大統領は「ニュー・フロンティア」に未知の機会と可能性を叫び続けていました。それこそヨーロッパの閉塞社会を逃れたアメリカ国民の願いであったからにほかなりません。アメリカ社会は産業・経済が著しい成長と変容をとげました。大恐慌（一九二九年）による一時的な停滞はあったものの、熾烈な淘汰と構造改革がこの国にさらなる発展をもたらしました。政治には拡張政策が、国民の価値観の上位には創造とったのです。

独立自尊が目立ってきます。科学的医学の発展や医学教育の改革と標準化もそのうねりの中にあったのです。

一九五四年のソーク・ワクチンの大規模野外試験のことを想像してみてください、一三四万余人が参加したポリオ・パイオニアたちのことを。公衆衛生学者による試験計画は公正で、科学的ではありましたが、ウイルス感染の危険がゼロではないこと、万一マヒした場合にも補償がないことなど、危うい面が少なくなかったはずです。日本人の目から見れば、国の保証もない試験によくぞわが子を参加させたものだ、と呆れる親たちが多いに違いありません。当時のアメリカ社会が、いかに科学的医学の信奉者であったかという証にもなるでしょう。と同時に、その科学的医学信仰を煽るいくつもの新知見や近代的医療をマスメディアが喧伝していました。その活況も日本の比ではなかったでしょう。近代病院が提供する進歩した医療に寄せるアメリカ国民の信頼は、今日では想像もつきません。

二〇世紀の前三分の一は「アメリカの日常生活が医学漬けになった時代」という見方があります（ワーナー、タイゲ著『アメリカ医学と公衆衛生における歴史的課題』二〇〇一年）。すでに述べたように、この時代のアメリカ市民社会には急速な変貌が広く深く起きていました。そのことが市民の日常生活に様々な歪みと不安をもたらします。例えば子育てや配偶者選びに至るまで医師に助言を求め、医学の権威が尊重されたといいます。大都市に次々に建つ巨大な近代病院が市民の医師像を変えたことでしょう。新興のマスメディアにも有名医が登場しはじめました。思い出してください、巨額のワクチン開発資金と大規模野外試験（治験）経費を庶民から集めた「マーチ・オブ・ダイムズ」は一九三八年に立ち上がったのです。庶民の日常生活が医学漬けになっていたからこそこの運動が成功したのです。おびただしい数の実験動物がワクチン開発の犠牲になりました。欧米における動物実験反対運動は、当時でも研究を阻止しかねない激しいものでしたが、この「医学漬け」のお蔭で反対運動も大事には至りませんでした。

現在は悪名高いアメリカの医療制度ですが、この国にはいまでも「病院週間」という催しがあります。現在は二〇世紀はじめ、スペイン風邪の苦難を共に凌いだ住民と病院が、ナイチンゲールの誕生日を記念して始めた交歓の機会です。『シカゴ・マガジン』の呼びかけに応えて、病院が住民を招待したのがきっかけでした。一九二一年に始まったこの仕来りは一九五三年から全国的な催しになったのです。

世紀の変わり目から二〇世紀の半ばにかけて、アメリカの医学界を賑わせた科学的医学の盛り上がりや、近代的な医学・医療に対する高い評価が日本では目立ちません。公的医療保険が医療制度に転機をもたらしたことは認めましょう。しかし医学と医療に転機をもたらした科学的医学ブームはついに現れなかったのです。二〇世紀が準戦時体制か戦時下であり続けた日本にそれを求めるのは酷ですが、軍事科学の分野を除いて研究者たちは進歩から取り残されました。このこともポリオ禍に立ち向かえなかった大きな理由でしょう。医学教育に関しても改善の動きはまったくないままに戦後を迎えるのです。

ここで一旦、ポリオ・ウイルス研究の歴史から少し離れて、「医学がヒーローであった時代」のアメリカの科学的医学の姿をできるだけ追ってみましょう。ヒーローは偶然に生まれたものではないのです。

科学的医学のエピソード

生物学からワクチン開発へ

二〇世紀はじめのアメリカに、神経の枝がもとの体から切り離されてもどんどん伸びていく、という怪奇な実験に取り組む解剖学者がいました。おたまじゃくしやイモリの尻尾の再生は昔から知られていましたが、カエルの幼胚の脊髄を切り出して蛙のリンパ液中に置くと、脊髄の神経細胞から細い枝がいくらでも伸びていくことが顕微鏡で観察できました。図25はジョンズ・ホプキンス大学解剖学教室の助教授ハリソンが、一九〇八年に発表した写真です。一本の若木のように神経の枝の伸びている様子が分かります。

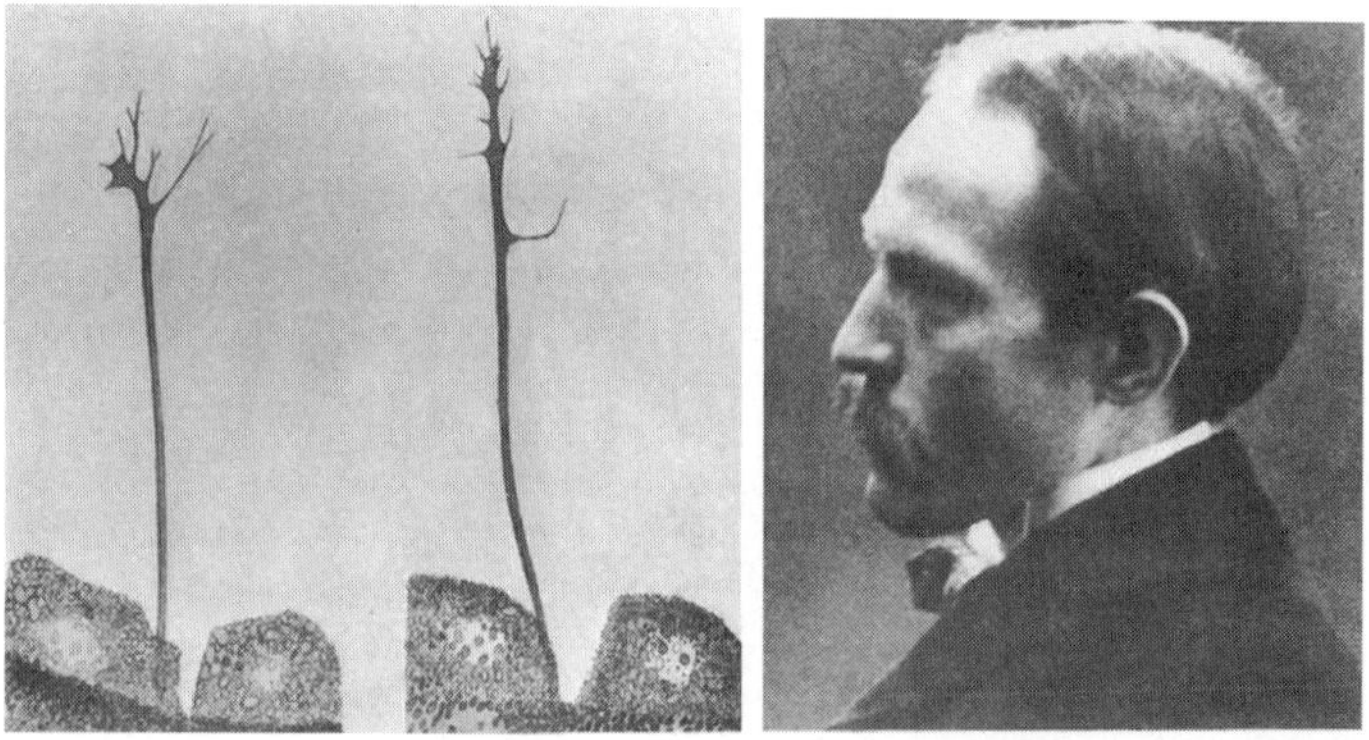

図25　培養されたカエルの脊髄前角細胞から伸びる神経枝とロス・ハリソン
(The Archives Office, The Johns Hopkins Medical Institution)

彼の疑問は、特定の筋肉が必ず決まった部位の脊髄に支配されるのはなぜか、という神経支配の原理に関するものでした。具体的には、脊髄から手足の筋肉に伸びている神経の枝は、どんな仕掛けで目指す筋肉に到達するのかというもので、いわば根本的な疑問でした。筋肉の側から遡って伸びるのか、両方から伸びる枝が途中でつながるのか、それとも脊髄側から伸びていくのかを、カエルで試そうというのです。この実験によって胎生期のカエルの脊髄神経の枝が母細胞（脊髄の運動神経細胞、図25の基底部分）から目標の筋肉まで伸びてつながるという答えが出たのです。これは疑う余地のない明晰な研究だと評価されました。ところが、この研究の発生学上の意義よりも実験デザインそのものに興味を持った研究者がニューヨークにいたのです。ハリソンの論文を読んだロックフェラー研究所のカレルでした。

フランス人のカレルはもともと傷の修復が年来のテー

マで、この研究所に招聘されていたのでした。皮膚や血管や神経が時間と共に見事に修復される仕組みに惹きつけられた外科医だったのです。すでに血管縫合でその名はよく知られ、実験動物で臓器の移植も試みていました。したがって細胞自身の旺盛な修復能力や、体外でも細胞や脊髄が生存し続けるというハリソンの実験には強く惹かれたのでした。

ハリソンとカレルの共同研究はハリソンがエール大学に移籍した後も続き、本格的な組織培養法として完成させました。彼らのおかげで冷血動物の両棲類ではなく、哺乳類の組織と細胞も培養できるようになりました。その具体的な成果が心筋細胞の培養でした。培養された心筋細胞が培養器の中でリズミカルな収縮を繰り返している姿に人々は感動しました。一九一二年の頃です。

もともと発生学上の謎の解明に開発されたこの組織・臓器培養法ですが、これが最も活用された分野はウイルス研究とワクチン開発でした。ウイルスが生きた細胞に寄生して生存するという性質をうまく利用したのです。一九三〇年にタイラーが鶏胚で黄熱病ウイルスを、ついで一九三六年、セービンとオリッキーが胎児の中枢神経の組織培養でポリオ・ウイルスの増殖に成功しました。そして一九四九年、エンダースが中枢神経以外の胎児の組織でポリオ・ウイルスの培養に成功し、ワクチン開発への道を拓いたのでした。

ポリオ・ウイルスが思いがけない方法で培養できた事実は、こうして見ますと決して偶然手にした幸運ではないことが分かります。絶えず問題意識を持って答えを求め続けた研究者によって、解決策が見出されたというべきでしょう。培養法が隣接領域から見出された答えであることにも注目してください。それにしても解剖学教室における蛙の実験は当時でも顰蹙を買ったに相違ありません。その昔、解剖学者は偉い外科医でもありましたから、ハリソンの実験は医学の尊厳を傷つけると排斥されてもおかしくなかったでしょう。師匠のモール教授は当時でも柔らか頭の学者であったといわれています。解剖学を構造とその発達の研究と捉え、その成り立ちを弟子や学生に探求させるタイプの教授であったようです。

ハリソンは二度もノーベル賞候補にあがりましたが、戦争の影響もあって受賞を逸しました。手塩にかけた組織培養法がポリオ・ワクチンを生み出し、不幸な子供を一掃したその成果こそ、ハリソン先生にとっての救いでした。一九五四年エンダースと若い二人の共同研究者がノーベル賞を受賞したことを聞き、八〇歳を越えるハリソン先生はわがことのように喜びました。

新大陸で花開いた科学的医学

一九五〇年代にヒーローとなったアメリカの医学も、さかのぼれば、百年前のヨーロッパにおける医学革命に源を発していました。ここでいう医学革命とは、ヒポクラテスまで遡る伝統的な医学が科学的医学へ姿を変える過程を指します。

どのようにして伝統的な典籍医学（大学者の著した原典を忠実に学ぶ医学を指します）が「科学」になったのでしょうか。これには大きく分けて二つの段階があったように思います。一つはフランス革命に続く「古めかしい医学ならびに医学教育の改革」という一九世紀前半のプロセスです。「医学は一八世紀の混乱を脱して、近代科学の比較的明晰、批判的な雰囲気の中へ姿を現すことになったが、それはただ一つの時代、あるいは一つの場所で成し遂げられたものではない。しかし発展の過程を歴史の指で指し示すとなれば、さしあたり一八〇〇年から一八五〇年にかけての半世紀間のパリが指摘されるであろう。この時代が、すべての学術団体がしばらく弾圧をこうむり、一人の過激な指導者（ナポレオン）が、国家は学者を必要とせず、と国民に向かって断言した革命に続く時代であることを思いあわすならば、これは一段と注目すべきことと思われる」（シュライオック著『近代医学の発達』一九七四年）。革命がフランス王制を打ち倒した後に政教一体の体制も覆されました。カトリック系の慈善病院は閉鎖され、古典中心の大学に代って科学技術系の学校（エコール・ド・ポリテクニクなど）が開設されました。「革命は、ユートピアの幻想にかられて病院や学校や医師の廃止に手を着け始めていた。ところが反対に革命は、新しい病院と、医師、獣医師、薬剤師のための新しいよりよい学校をつくった」（アッカークネヒト著『パリ病院 1794—1848』一九七八年）。

よく知られている例を挙げましょう。聴診器を発明したのはラエネック(一八一六年)でしたが、その聴診器で心臓の鼓動や肺の呼吸音を聴く、あるいは胸を叩いてその反響を読み取るなどという理学的診断と、死後の解剖所見をつき合わせて、病気の正しい診断ができるようになったのがこの時代の目覚しい進歩でした、もちろん今のような正確さではないにしても。こうして医聖ヒポクラテスの教えを信奉する学説や教科書を、経験的事実と論理で書き換えてしまいます。その結果、古典的な体液説に代わって病巣と臓器中心の医学が台頭したというわけです。病院の近代化に、その当時（一九世紀）最も大きな影響を与えたのがパリの慈善病院オテル・ディユでした。この病院の医師たちは理学的検査（physical examination）と呼ばれる視診・聴診・打診を基本技にして病巣を探り、死後の解剖所見と突き合わせるアプローチこそ科学的な医学だと信じていました。ただしこの病院は安全で清潔という二〇世紀の病院の要件を長らく欠いていました。

いま一つが、先に挙げた蛙の実験に見られるような「実験科学を医学に持ち込む」一九世紀後半の医学の変貌です。この科学的医学は細菌学・免疫学と生理学・生化学として頭角を現し、医学に新生面を拓いたのです。そして前者の臨床医学の近代化と異なる道筋を辿りました。一九世紀後半のパスツール（フランス）やコッホ（ドイツ）に代表される、優れた研究者抜きでは語れません。彼らの献身のお陰で近代社会は疫病を制圧し、繁栄への道を歩みだすことができたといってもよいでしょう。

もう一人科学的医学の開拓者がいます。近代生理学の始祖と目されるのがクロード・ベルナール（フランス）です。動物に実験的な病態を作り出し、正常態との比較から人間の生理機能を解明するという手法が数々の発見をもたらしました。ベッドサイドにおける病者の観察では知りえない事実を、実験外科学によって再現しようとしたわけです。「病院は科学的医学の入り口に過ぎない。実験室でこそ、医師は病態を解明することができる」（一八六五年）というクロード・ベルナールの主張は、そのままアメリカにおけるポリオ制圧史にあてはまらないでしょうか。ウイルスを含むポリオ患者の病巣を採りだし、それを実験動物に植えて病状を再現する（モデル作成）、つぎに試験管培養された組織にウイルスを植えて増やす。ワクチンを開発して臨床に戻すという道筋は、まさに実験室を巻き込んだ科学的医学といえましょう。世紀を越えて、新大陸で科学的医学が花開いたのです。

それにしても誕生間なしの科学的医学がなぜうまく新大陸に移植されたのでしょうか。一九世紀における科学的医学の代表が、プロイセンの大学医学部あるいは官製研究所を拠点とするアカデミック医学であったことはよく知られています。一方のアメリカは中央集権と対極にある合衆国であり、議会民主主義の国です。大学アカデミズムの伝統が根を張っていたとも思えません。調べてみますと、アメリカも多数の留学生を一九世紀末のドイツへ送りこんでいました。最盛期には一万人を越えたといいますから、日本の比ではありません。新大陸における科学的医学の旗頭、ウエルチがその中にいます。ウエルチは当時有名な病理学者ヴィルヒョウから学び、後年再度留学してコッホから細菌学も学んでいます。ドイツの医学・科学を至上のものとする医学者と科学者が、二〇世紀初頭、医科大学（ジョンズ・ホプキンス医科大学、ウエルチがその代表）や指導的な研究所（ロックフェラー研究所など）の主流を成しました。

つまりドイツ流の医学・医学研究・医学教育システムが人の流れに伴って新大陸に移植されたと見ることができます。ヨーロッパからの移住者が大多数を占める一九世紀のアメリカで、当時、圧倒的な優位を誇ったドイツ医学が主導権を握ったものと考えてよいでしょう。このドイツ医学の優位性が第一次世界大戦によるドイツ帝国崩壊によっても消滅しなかったのは興味深いことです。日本でもドイツ医学の優位性は崩れませんでした。

基礎医学を担当する科学者達が専任の教員として医科大学に雇用されだしたことも「医学が科学になる」鍵を握っていました。病理学（当時の病理学者は細菌学者でもありました）と生理学・生化学などが、まず、専任の専門医学者・科学者によって教授されはじめました。教授の専任制は、一九世紀末、ジョンズ・ホプキンス医科大学にはじまり、一九二〇年代にはアメリカのほぼ全域で常態となっていきます。その結果、医科学の進歩（具体的には当時の花形である細菌学や生理学の進歩）こそが人々を病苦から救う、と信じる人たちが確実に増えていきました。基礎医学の教授は学生に講義し、実験テーマを与え、学生と共に研究室で実験研究を続けます。基礎科学か

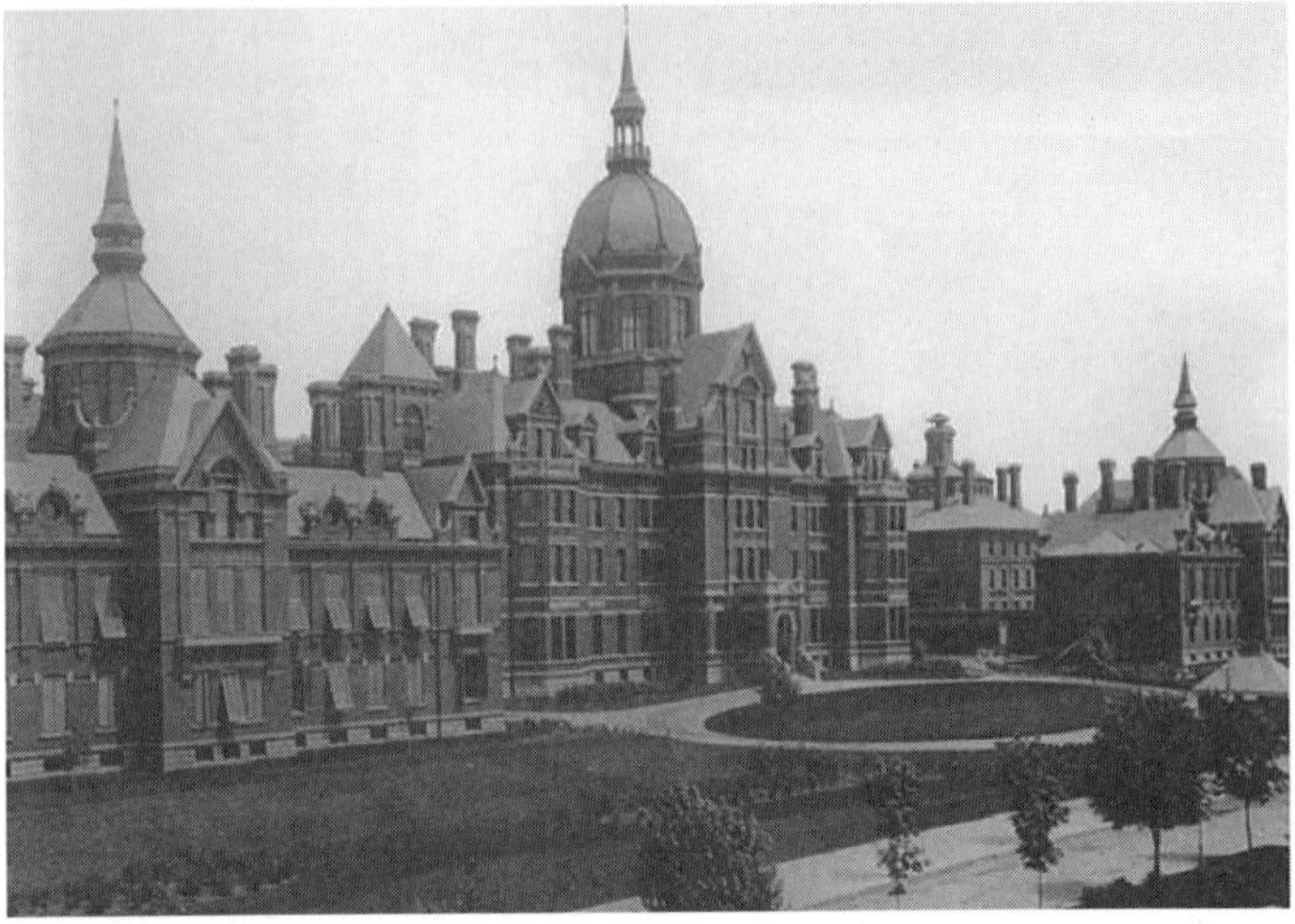

図26　ジョンズ・ホプキンス大学病院。「大学の一つのモデルとして」は開院式（1889）におけるビリングスの式辞
（ジョンズ・ホプキンス医科大学百年記念誌、1989より）

ら病室へむけてアイデア・診断技術・治療技術を持ち込むべしと熱心に説く医学者や臨床医家も現れました。それは科学的に吟味された診断法や治療法を意味していました。第一級の微生物学者でもあるジョンズ・ホプキンス医科大学の病理学教授ウエルチや、内科学教授のオスラーがこの派の使徒としてよく知られています。死後の病理解剖学の所見から推定するのではなく、生前の血液や尿の検査結果から病気を捉えようとする主張が強まるのです。現在の医学では当たり前になっていますが、これはジョンズ・ホプキンス病院とその大学が先鞭をつけたと考えられています（図26）。

世界を見渡しますと、パスツール研究所（フランス、一八八八年）、コッホ研究所（ドイツ、一八九一年)、ロックフェラー研究所(アメリカ、一九〇一年)、リスター研究所(イギリス、一九〇三年)など、相次いで伝染病の研究所が開設されます。細菌学は科学的医学の花形でした。二〇世紀前半の欧米では細菌学の教授職が相次いで大学に創設され、細菌検査室を設ける病院も増えていきました(当初はいずれも病理部門の管理するところでした)。先進の研究所や大学で学んだ細菌学者によって病原体の同定が進み、人類を苦しめた細菌性伝染病の本体が次々に明らかになります。コッホのもとに留学した北里柴三郎も、福沢諭吉の援助を得て、早くも一八九二年に伝染病研究所を東京に開設し、ペスト菌の発見などに功績をあげました。科学的医学は驚くほどの速さで世界に伝播したのです。

この科学的医学は、また、病院医療を介して社会に広がりました。細菌検査は無論のこと、心電図、血圧計、さらにX線を先陣に生物学や物理学からも新規技術や検査機器類が相次いで病院へ持ち込まれました。一九二〇年代には生化学実験の検査室が先駆的病院の中に次々と設置されました。ニューヨークやフィラデルフィアの大学病院と関連教育病院、そしてメイヨー・クリニックなどです。検査室には診断目的の検査はもちろんのことですが、研究ならびに教育目的も掲げられていました。この面でもアメリカが先行しました。

体内に起きている異常を定性的に、また定量的に捉える検査医学が二〇世紀に進歩したことを指摘しましょう。有機化学は一九世紀のドイツに誕生し数多くの優れた研究者を生みだしましたが、二〇世紀のはじめには新大陸でも化学者が巣立ち、大学や病院研究検査室で生命の化学＝生化学に手を染めるのです。代謝病という病気の捉え方も次第に力を得てきました。

身体を養う栄養分が蛋白質・含水炭素・脂肪からなるという事実は一九世紀半ばに知られていましたが、それらが消化・吸収されてエネルギー源となり、運動と生命維持に費やされることを二〇世紀の生化学者たちが明らかにしはじめたのです。生きていくうえに必要なエネルギー代謝とその源になる栄養素の関係や、体の内部での酸素と炭酸ガスの受け渡し（内呼吸や細胞呼吸）などが驚くほど正確に分かってきました。ドイツから亡命ユダヤ人研究者を多数受け入れた二〇世紀前半のアメリカは「生化学の黄金時代」を迎えるのです。蛋白質は様々な代謝経路を経た後に、尿素・尿酸・クレアチン・クレアチニンならびにアンモニアなどの窒素性代謝産物になることが分かりました。逆にこうした代謝産物の測定によって腎障害・肝障害の診断とその進み具合も理解できるわけです。糖代謝異常についても、尿中・血中の糖を測定して重症度や回復度が判定されるようになりました。脂肪・脂肪酸・コレステロールなど脂肪代謝も次々に研究され、病態と結びついてきます。これまでの感染症や臓器の病気と並んで代謝異常を柱とする疾病観が膨らんできます。ベッドサイドの観察や症候・所見に代わって（伝統的な医術に代わってというべきでしょう）、研究検査室（ラボラトリー）の検査結果が決定的な診断基準になっていくのは時間の問題でした。尿と血液生化学によって患者を適正に管理することができると主張する医師さえ現れました。

ただしそれが実現するまでには検査法に革新的な技術が必要でした。少量の尿や血液を化学分析する技術です。これが可能になれば繰り返して採尿と採血ができますから、結果的に、病気を刻々モニターすることも夢ではなくなります。検査室は病院の飾りのような存在ではなくなり、回復を予知する点でも検査医学が病理解剖に勝るものになるはずです。

生化学とりわけ血液生化学をベッドサイドに応用しようと意図したのは、第一次世界大戦後のアメリカ医学でした。ロックフェラー研究所の化学者ヴァン・スライクとハーバード大学のフォリンが有名です。彼らの仕事こそ病気を生化学用語に書き換えたというべきでしょう。血中の代謝産物を比較的簡単な方法で計量測定することに成功し、それによって臨床検査に決定的な転換点を印しました。たとえば糖尿病に伴う血液の酸性化（アチドーシス）や肺炎の際の血中の二酸化炭素の上昇など、生命に直結する病態が検査値の異常として定量的に捉えられるようになったのです。一九一九年頃には僅か一〇ccの血液で血液化学の主な変動が定量分析できるまでになりました。迅速かつ正確にという動機が患者にも病院にもあったことでしょう。一九二〇年、一九二三年と教科書は改訂され、開拓者としてのアメリカの生化学・臨床検査医学は世界をリードしたのでした。科学的医学というのは、当時、研究検査室（ラボラトリー）医学（以下、ラボ医学＝laboratory medicine）と同義的に使われていました。

この検査医学の革命を日本の内科医がキャッチしていました。診断学を書き換えたアメリカのラボ医学は機能的診断学（五斗欽吾、一九二〇年）という新鮮な名で紹介されています。ただし医療の現場に検査医学として広く活用されるのは戦後、特に皆保険医療制度発足後になります。

ロックフェラー医学研究所と研究病院

科学的医学の推進者として、大学以上に存在感の大きかったのがロックフェラー財団とその医学研究所でした（図27）。ここまで書いているうちに私は自信をなくしてきました。ロックフェラーを知らない人たちが多いのではないか、という心配が大きくなったのです。ロックフェラーという名は今日の日本では慈善事業家のイメージで語られるのではないでしょうか。スタンダード石油と結びつける人はもの識りに違いありません。農産物の仲買人から身を起こし、手つかずの分野だった石油精製を手始めに、一代で石油王と呼ばれる大富豪になった「事業の鬼」というのが真実でした。しかし業界からの引退を期に（一九一一年）慈善事業に力を入れるという典型的なアメリカの成功者でもあったのです。

ロックフェラーは一九〇一年に研究財団を発足させ、二〇世紀を通して病気を解明するための科学的医学あるいは実験医学を推進しました。歴史的にはパスツール研究所（フランス）やコッホ研究所（ドイツ）に追随したわけですが、研究実績と共に国の内外における研究支援の規模・資金額は隔絶しています。指導的研究者の招聘（本書に紹介したラントシュタイナー、カレル、タイラーらがそれぞれオーストリア、フランス、南アフリカから招かれています）のほか、国内外から多数の俊英を採用して次世代の基礎医学研究者を養成しました。ロックフェラー医学研究所で修行を積み、医科大学の基礎医学教授に赴任した研究者たち、ノーベル賞をはじめさまざまな栄誉に輝く人材は数え切れないほどです。大学だけではありません。二〇世紀に数を増す医科学研究所や教育病院の研究検査室（ラボラトリー）を拠点に医科学の担い手を急速に増やしていったのです。

この研究所のウイルス部門創設は一九二九年です。ポリオ制圧に貢献した研究者たちがここから巣立っていったのでした。リバース、タイラー、フランシス、セービンらを前段で紹介しました。さらに研究所附属病院が一九一〇年に創設されました（図27）。病院名には研究目的であることが明示され（「ロックフェラー研究所附属病院」）、入院費は無料でした。ヴァン・スライクはこのラボで検査医学に新生面を切り開いたのでした。

それにしても巨額の研究資金の援助を科学的医学の推進に絞ったロックフェラーの動機は何だったのでしょうか。病院や孤児院への寄付は昔からありましたが、研究所や研究活動を支援する寄進・遺贈はやっと始まったばかりでした。一つはオスラーの名著『医学の理論と臨床』（一八九二年版）だったといわれています。ジョンズ・ホプキンス医科大学の内科学教授オスラーの著書が

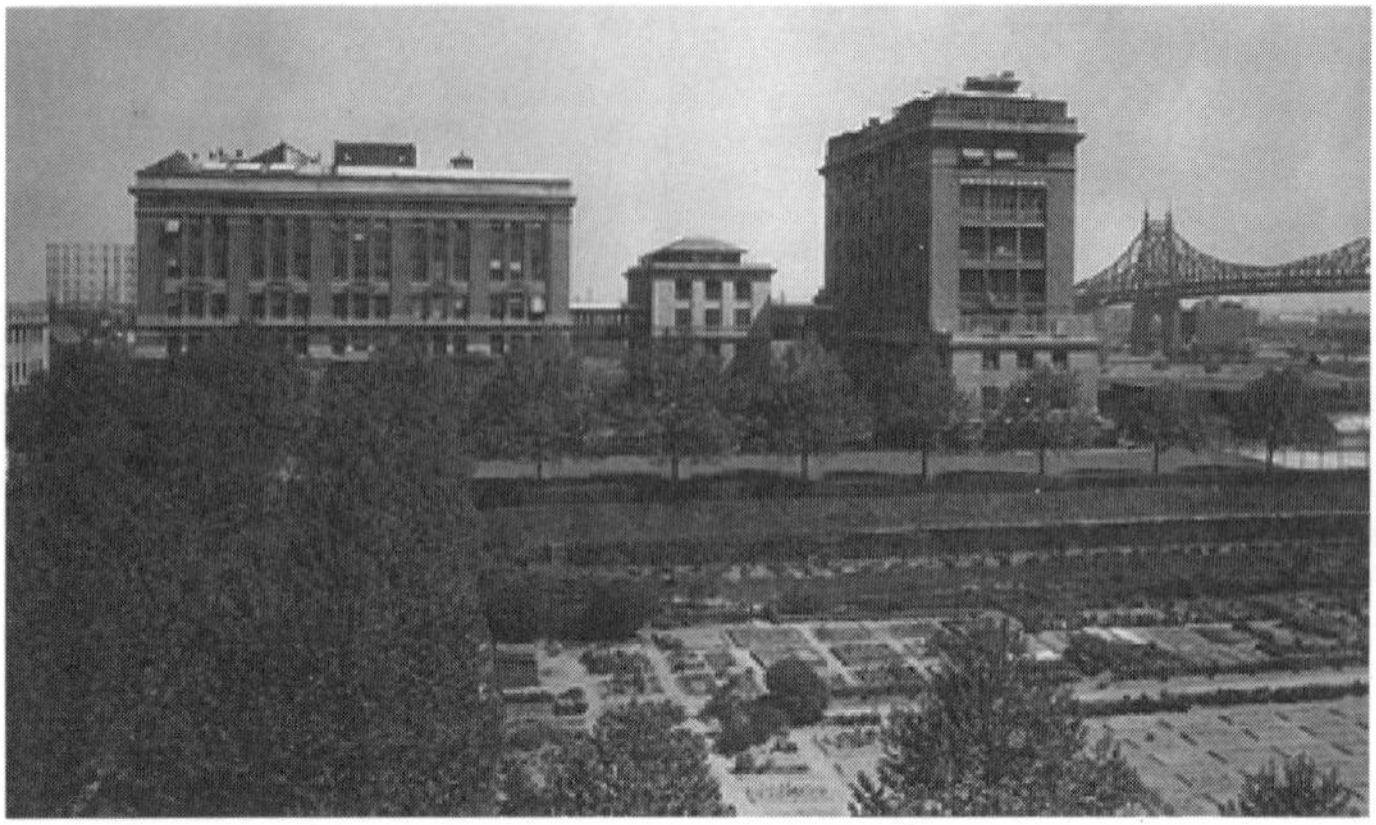

図27　ロックフェラー医学研究所と同附属病院（1930年代）
（Rockefeller Institute Archives）

ロックフェラー・ジュニアの助言者ゲーツとジュニア自身を動かしたことは、医学研究所誕生の秘話として語り継がれています。ちなみにオスラーの内科教科書は、彼の死後も改訂出版を繰り返し、一九四七年に及んだといいますから、たしかに名著だったのでしょう。

今ひとつが当時この大学の学問的リーダーであったウエルチ教授（病理学ならびに細菌学）の影響力であったとされます。この医科大学の開学の理念と実績がものをいったことでしょう。一三年間、財団の理事を務めたロックフェラー医学研究所所長のサイモン・フレクスナーはウエルチの忠実な弟子でした。

ロックフェラー医学研究所が二〇世紀における科学的医学のメッカとなったその秘密に今やメスが加えられています。輝かしい研究業績は異分野と異文化をおそれない統合の成果だ、というわけです（ホリングワース著『主要な医学的発見と医科学の研究組織――学際性、育成指導と統合された構造及び異文化を視野に』二〇〇〇年）。研究資金が、当時としては破格であった点には誰しも同意するでしょう。しかし研究の先進性と生産性をどのように維持したのでしょう。

時代は細菌学あるいは病原微生物学と病理学の時代（一九世紀末から二〇世紀初頭）から、医学研究といえども、有機化学・物理化学・物理学が比重を増す生命科学の時代へ移りつつありました。この範疇に入るさまざまな医科学のテーマをそれぞれの検査室（ラボ）が追求する、検査室（ラボ）のテーマにふさわしい研究者を世界中から集める時代の始まりでした。文化的な背景も得意技も違う研究者をどのようにまとめたのでしょうか。

研究所長のフレクスナーは無理に一本にまとめることをしません。大きな目標に向かって異なった思考回路を手直しし、創造性と競争力を身につけてくれる人材を集めています。この研究所の特色は専門横断的な研究です。化学者のヴァン・スライクが研究所附属病院の検査室（ラボ）に招かれたのもフレクスナーの方針からでした。

ロックフェラー研究所は検査室（ラボ）の集団で構成され、教授がヒエラルキーの頂上にたつ大学講座制の弊害を初めから除いています。さらに研究者相互の交流と相互作用を最大限尊重するように様々な工夫が凝らされました。検査室（ラボ）を横断した研究発表会や読書会（抄読会）、招待研究者の講演会が頻繁に催されました。若い研究者を育てるための研修会がラボ単位でもたれました。「大事なことは厳密な批評を互いに遠慮しないことだった」とあります。

面白いのは贅沢な昼食会です。焦点のない雑談に終始しないように、一卓を八席に限りました。研究者が上下の別なく食事と交流を楽しめる雰囲気を用意したのです。ノーベル賞受賞者の謦咳に接するということも、ここでは可能なわけです。

研究所発足十年を過ぎる頃からロックフェラー財団と研究所の支援事業は地球規模に広がりだしました。戦前の中国に北京大学を創設し、海外の医科大学に研究検査室（ラボ）を寄贈したスケールは、とても一財団のものとは思えません。近代アメリカ医学の本家筋にあたるエジンバラ大学に内科講座とラボを開設したのは（一九一九―一九三〇年）壮挙です。あまり知られていませんが、日本の公衆衛生院は戦前に、建築費全額をロックフェラー財団の寄贈で建ちました（一九三八年）。公衆衛生院が真価を発揮できたかどうかについては後に触れましょう。

財団の研究助成がペニシリンの精製と製品化に道を拓いたという事実も知られていないように思います。英国のフレミングが青カビの有効成分ペニシリンを発見して（一九二八年）から一〇年たっても、オックスフォードの研究者たちはその精製に手こずっていました。一九三九年、フローリーとチェインは英国の医学研究評議会に研究費助成を申請しましたが、拒否されてしまいます。戦時下の英国政府には余裕はなかったのです。思い余ったフローリーは窮状を訴え、三年間の研究助成をロックフェラー財団に申請します。するとどうでしょう、財団は五年間にわたる潤沢な研究費交付を約束して彼らを驚喜させたのでした。研究の重要性と、成功の高い確率を読んでいたに違いありません。精製と製品化のめどが立ったのはそれから二年足らずでした。ペニシリンは大勢の兵士の命を救い、抗菌薬の新たな時代を切り拓いたのです。

大学医学センター（アカデミック）と臨床科学の興隆

科学的医学の潮流は、次に、大学教員を教育現場のみならず、医療という臨床の場でも突出させていくことになります。二〇世紀に入ると、指導的な医科大学が教育と研究を目的として、壮大な病院と研究部門を一体化させはじめました。大学医学センター（アカデミック）と広く呼ばれるこの施設では、教育・研究の専門家が臨床の場を支配することになります。内科や外科など専門領域の病棟を管理する、助手任免の権利をもつこの専任教員のモデルが、次第に、新しい臨床医学と医科学推進の役を担いだしました。学生と研究者たちを、実験研究と臨床面で同時に訓練することに成功するのです。それは従来型病院における医師―徒弟教育の革命であり、伝統的な臨床医学からの訣別でした。具体的には研究機能のめざましい発展をもたらしました。しかし研究志向の教員は臨床経験と技能に欠ける場合もあります。アメリカの医育制度では、この難点を補う多数の臨床教授を教育病院に抱え、医学生が卒業後も実地修練を積み重ねることができました。しかし日本やヨーロッパでは、様々な理由から研究と臨床実践を組み合わせた医育制度を長らく実現できませんでした。

こうした背景には、アメリカの医科大学教育が日本やヨーロッパと違って、大学院レベルであることも大いに与っています（カレッジ卒業が医科大学入学資格になる）。これはジョンズ・ホプキンス大学医学部に範をとった伝統でした。英国流の医学教育が、二〇世紀に入っても慈善病院における徒弟教育から脱し切れなかったのに対して、アメリカの医学教育は医科学研究と臨床教育から編成されたカリキュラムが標準となっていきます。病院に加えて本格的な実験室とラボ技術者を擁したアカデミック医学センターと、複数の関連教育病院の確保がそれを可能にしました。生命科学の驚異的な発展につれて、医学研究の志望者は医系以外に理系（理学・工学・農学・獣医学など）学部へも広がり始めました。研究資金を外部（国立衛生研究所、ＮＩＨ）から獲得する方式も第二次世界大戦後に定着し、研究の質と独創性を競い合う駆動力になりました。

ポリオの時代に、アカデミック医学センターは競って小児マヒ財団の研究開発方針に協力しました。「マーチ・オブ・ダイムズ」から多額のウイルス研究資金が支給されるのも魅力でした。先に述べましたが、「ポリオ・ウイルスは神経系でしか増殖しない」というフレクスナーの偏見

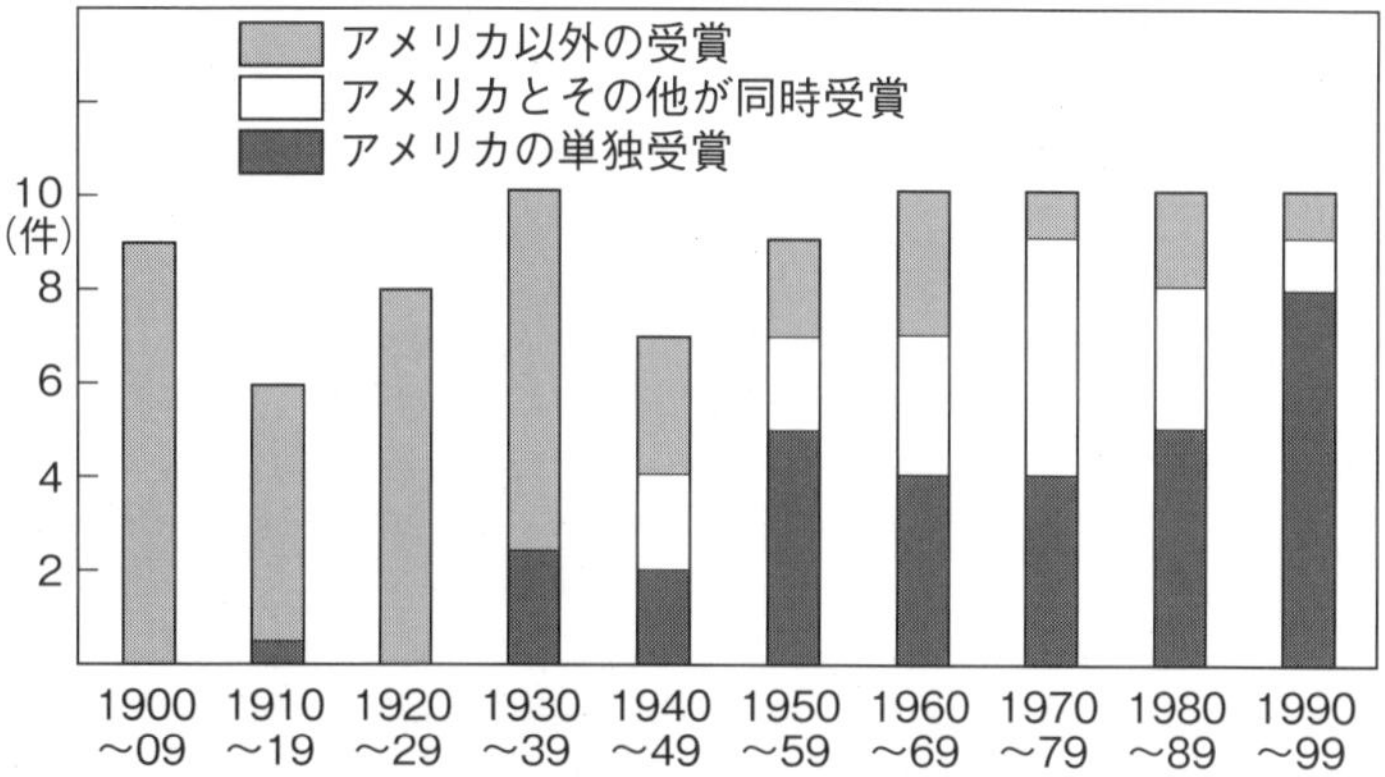

図 28　国別のノーベル医学賞受賞数
(Aaron H J (ed), The Future of Academic Medical Centers, Brookings Institution Press, 2001)

を打ち破ったり、血液を介してウイルスが全身に広がるという貴重な事実を見出したのも大学の研究者たちでした。

標準化された医学教育と豊かな生命科学を二本の柱とするアメリカ医学は、大学医学センターをリーダーに、官民の財政支援を得てその後も発展し続けました。ノーベル医学賞の国別の受賞数トップが、一九三〇年代以後、ヨーロッパからアメリカへ移った事実が、その高いレベルを示すでしょう（図28）。一九世紀末にドイツ医学を学んだ留学生が、今や本家を凌ぐ勢いに成長したわけです。その主役は大学医学センターでした

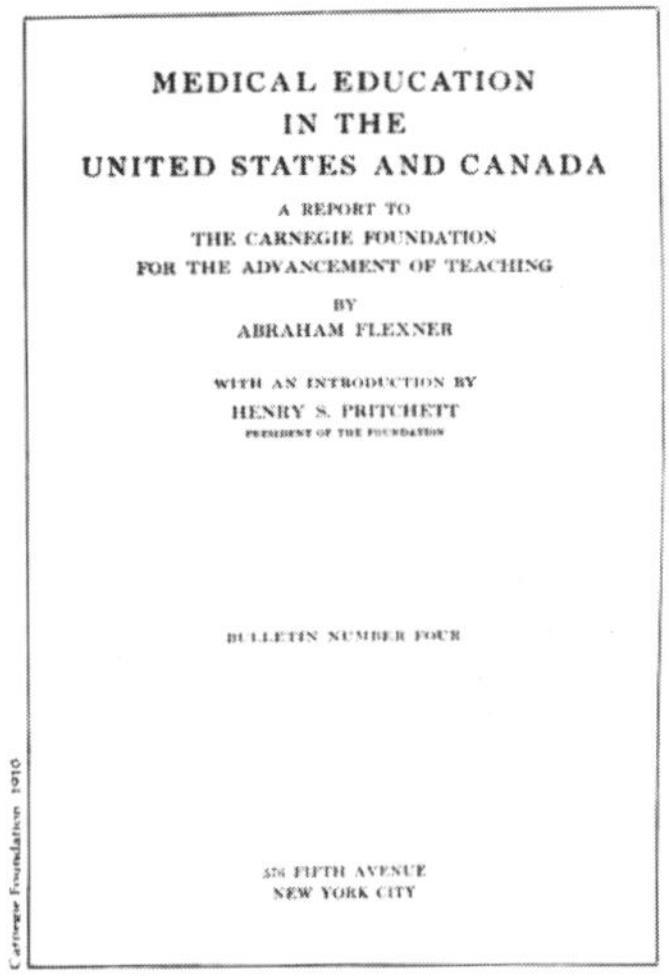
MEDICAL EDUCATION
IN THE
UNITED STATES AND CANADA

A REPORT TO
THE CARNEGIE FOUNDATION
FOR THE ADVANCEMENT OF TEACHING

BY
ABRAHAM FLEXNER

WITH AN INTRODUCTION BY
HENRY S. PRITCHETT
PRESIDENT OF THE FOUNDATION

BULLETIN NUMBER FOUR

576 FIFTH AVENUE
NEW YORK CITY

Carnegie Foundation 1910

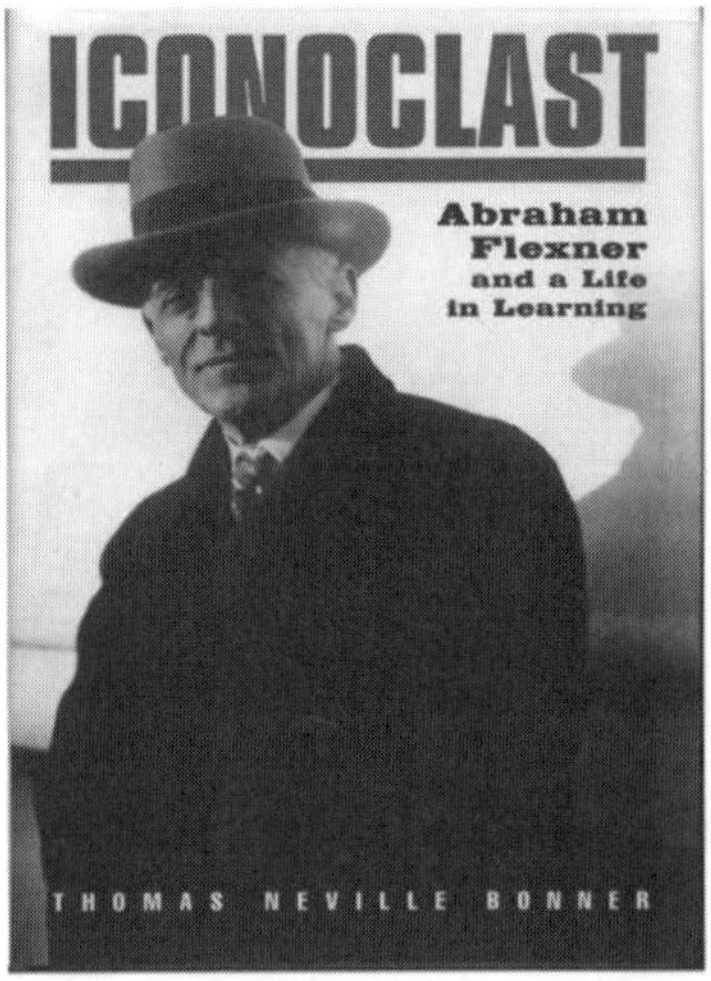

図29　フレクスナー報告書（1910）と「偶像破壊者」アブラハム・フレクスナー
（Bonner T N, Iconoclast-Abraham Flexner and a Life in Learning, The Johns Hopkins University Press, 2002）

医学と医学教育における革新主義

このアメリカの進歩の時代（一九世紀末から二〇世紀初頭）に、新大陸に横行する医学校教育のいかがわしさを事実に基づいて告発し、医学教育改革を声高に叫ぶ報告書が一九一〇年に世に出ました。中年の高校教師アブラハム・フレクスナーの実地調査に基づくアメリカとカナダの医学校調査報告書です（図29）。『アメリカのカレッジ』という彼の著書に注目したカーネギー教育振興財団が、一介の高校教師にすぎなかったフレクスナーに調査を依頼したのでした。医師ではない「教育者の目」で実情を見てほしいと申し出たとされています。が、結果的にはこれが体系的な知識と実践に裏打ちされた良質の医学教育を後押しすることになりました。

フレクスナーは二年がかりでアメリカとカナダの医学校一五五校を訪問調査し、その結果を一九一〇年に報告にまとめたのです。報告書は貧弱な医師教育を暴く衝撃的な内容でしたから、両国では大変な論議を巻き起こし、四五七校あった医学校は報告書公表の一四年後に、その数が半減しました。もちろんいかがわしい医師も減っていきました。この事実は日本の医学教育者の間でもあまり知られていません。

フレクスナーが報告書で指摘し医学校側に求めた要件は、今なら当然のことのように思えます。たとえば入学資格要件の適正化、教授陣の教育水準と適正規模、学校経営の健全化（零細な学校と営利経営の学校が多かった）、教育設備の充実、教育実習病院との連携ならびに指導医師の専任契約などでした。教育関連病院が病棟を教育のために開放することや、医学校が臨床系教官を専任雇用することも求めています。医学教育は科学教育と実践教育でなければならないというのが彼の理想でした。「苦労を厭わず必要なデータを集めて、その因果関係を解き明かす。診断が科学の名にふさわしいのは、注意深く徹底した観察と仮説ならびに検証がなされる場合である」というくだりは今でも通用します。医師の社会的責務を重視する彼は、医学校が公共に奉仕する法人であり、公共の病院を教育に利用するのは当然のことであるとしています。訓練の足りない医師を大量に世の中に送りこむことほど罪深いものはない、というのが彼の信念でした。報告書を作成しただけではありません。ロックフェラーを口説いて多額の医学研究費を拠出させました。その目的は内科・外科・産科・小児科の教授を専任にしてその給与に当てるためでした。開業医が教授を兼ねる慣習を止めさせたのです。

フレクスナーはまた学生に行動することを力説しています。「現代医学の教育は、他のあらゆる科学教育と同様に活動をその特徴とする。…熱心な実験訓練の後にも、学生は依然として多くの事柄を知らずにいるであろうが、しかし、ともかく彼は事実を尊重するようになるであろう。そのとき彼は、いかにしたら事実が得られるかを体得しているだろうし、事実が得られたとき、それを如何に処理すればよいかを知っているであろう」（ダウンズ著『アメリカを変えた本』一九七二年）。

実のところ、この調査報告はジョンズ・ホプキンス医科大学（一八九三年開学）の科学的医学教育とその教授陣を標準に見立てたものでしたから、一九〇八年の医学校視察も、報告書自体も厳しいものになりました。開業医による片手間の講義ではなく、基礎医学の教員を専任にする、実験と解剖を含めて科学的医学を学習させる、病院実習を必須にするなどという要件は、当時、理想的過ぎると批判されました。健全な医学校経営も、当時の大方の医学校が抱える実情を無視したものでした。しかしアメリカの医学教育はこれをスタートラインとして、その後も改革の手を緩めることがなかったといわれています。

フレクスナー報告がもたらした目覚しい成果の一つが、化学者の社会的認知だというから驚きます。そういえば報告書には、臨床化学者や臨床化学という目新しい用語がしばしば登場します。大学病院の「ラボ」の項では、臨床的な課題を解き明かす役が病理学・生理学の次に臨床化学にあるとされています（この辺りはウエルチ教授の受け売りに違いありません）。誕生したばかりの学卒化学者を雇用する大学・医学校・病院・研究所が急に増えたということです。実はこの医化学の大発展が後の生命科学勃興を準備することになったのです。一九世紀のアメリカに誕生し、検査室医学（ラボ）に革命をもたらしたフォリン（ハーバード大学）も当初は精神病院の検査室にようやく職を得る時代でした。その後の臨床化学（医化学）部門の発展はまさしく化学者の貢献といえましょう。アメリカの臨床化学学会は、二〇世紀に医学教育改革と共に臨床化学（医化学）を飛躍させた恩人として、高校教師フレクスナーの功績を称えています。

報告の影響は単に教育分野に限りません。科学的な医学教育の普及と教育病院重視の結果、病院医療を質・量ともに発展させた影響力は計り知れないものがあったといわれます。ひるがえってわが国では、学園紛争当時（一九六八年、六九年）、医学教育論争がひとしきり盛り上がったに過ぎません。国民の医療不信が二一世紀になってようやく卒業後二年間の臨床研修を発足させました。医師教育改善はまだその緒についたばかりです。

この章で紹介したロックフェラー研究所の初代所長サイモン・フレクスナーは、医学教育改革者アブラハム・フレクスナーの兄に当たります。巨大財団の基金と影響力を利用したとはいえ、兄弟がアメリカの医学研究と医学教育を支えた時代があった、ということになります。

医学を変えた近代病院の医療

日本では、毎年のように改訂される保険医療制度が、病院や診療所における医療提供のあり方を変えていきます。しかしこれは診療報酬の配分と医療サービスの提供をめぐる変化であって医学の問題ではありません。私は、医学そのものが変わったのは一九世紀から二〇世紀への転換点あたりだと主張してきたつもりです。細菌学・生理学・生化学、ひっくるめて科学的医学あるいは検査室(ラボ)医学がこの変革の主役であったという考え方です。そしてもう一方の主役が、専門診療を提供する近代病院だと思います。すでに紹介しましたが、近代病院こそが診断と治療の臨床現場に基礎医学(医科学)の所産をふんだんに持ち込んだのです。これは独立の開業医や診療所が望んでもできないことでした。

理学的診断と伝統的な治療に留まらず、血液と尿の検査結果が診断の正しさや治療結果を表すものとして、病院医師の世界に浸透しはじめました。病気の成り立ちを探る医師たち、早期発見・早期治療からさらに進んで予防法まで工夫する新しい医学が誕生します。探求する医師や医学生を擁する教育病院制度が効果をあげはじめたのです。

ポリオ制圧に向けたワクチン開発は二〇世紀医学の中でも象徴的なテーマでした。ワクチン開発を支援し、空前絶後の大規模野外試験への参加に親たちを説得したのも、近代病院とそれに連なる医師たちでした。残念なことに日本の医学では、臨床医学と基礎医学の距離がもともと離れすぎていました。二〇世紀の最後まで両者の融合や相互乗り入れが実現しなかったと思われます。その大きな理由が、両者を出会わせる教育病院制度の未発達にあったというのが私の考えです。

二〇世紀の深まりとともに、細菌検査・血液と尿検査のほかに、X線検査・心電図検査などが導入されて、さらに診断法を変えていきます。新しい麻酔技術が滅菌法の普及とあいまって外科手術を変えました。近代病院に次々と導入される当時のハイテクが、科学的医学をつよく印象づけます。病院には電灯によるまばゆい照明、合理的な温熱・給排水システムが凝集しています。電話によるコミュニケーションも病院医療の近代性を強く人々に印象づけました。開業医の往診は二〇世紀はじめの欧米でもやはり盛んでしたが、ほの暗い灯りの下の往診と、まばゆい照明（電灯）の病院診療は決定的な相違をもたらしたに違いありません。新大陸では、病院の医師は普及しだした自動車で通勤し、患者を搬送しました。その頃の開業医の多くは馬か自転車を利用したといいますから、病院におけるハイテク診療と共に、患者の目に自動車は進歩の象徴と映ったでしょう。科学技術の進歩と歩調を合わせて病院医療が普及したのです。これを実際の医療需要（病床需要）から見てみましょう。

急増する人口、近代産業の興隆に伴う被雇用者の急増、人口の都市集中などによる医療需要の大きな伸びは、アメリカの進歩の時代（一九世紀末から二〇世紀初頭）に、桁外れの病床需要を生み出します。伝統的な慈善病院はなくなりませんが、病院は大口の寄付（ないし遺贈）と入院費で賄えるものになってきました。企業が従業員向けに病院を開設したり、民間の医療保険で潤う病院も増えました。二〇世紀の初頭から病院建築ブームが始まります。一八七五年の六六一施設が一九〇〇年には二〇七〇に伸び、さらに一九〇〇年から一九二九年にかけては毎年二〇〇ずつ増えました。アメリカ医師会の統計によれば、一九〇九年の病院数は四三五九、病床数は四万二〇六五、病院の平均病床数は九六床。これが一九二八年には、病院数六八五二、病床総数八九万二九二四床、平均病床数は一三〇床に拡大しました。病院が巨大化しただけではありません。その組織・職務と経営は比べるものがないくらい高度にも複雑にもなります。病院職員には専門職あるいは特別の資格が求められるようになりました。なかでも、その後のアメリカ臨床医学を形作る専門（診療科）の分化が、病院医療の普及と歩調を合わせたことは重要です。例を挙げましょう。一九〇一年に開院したニューヨークのマウント・サイナイ病院には、一般内科・外

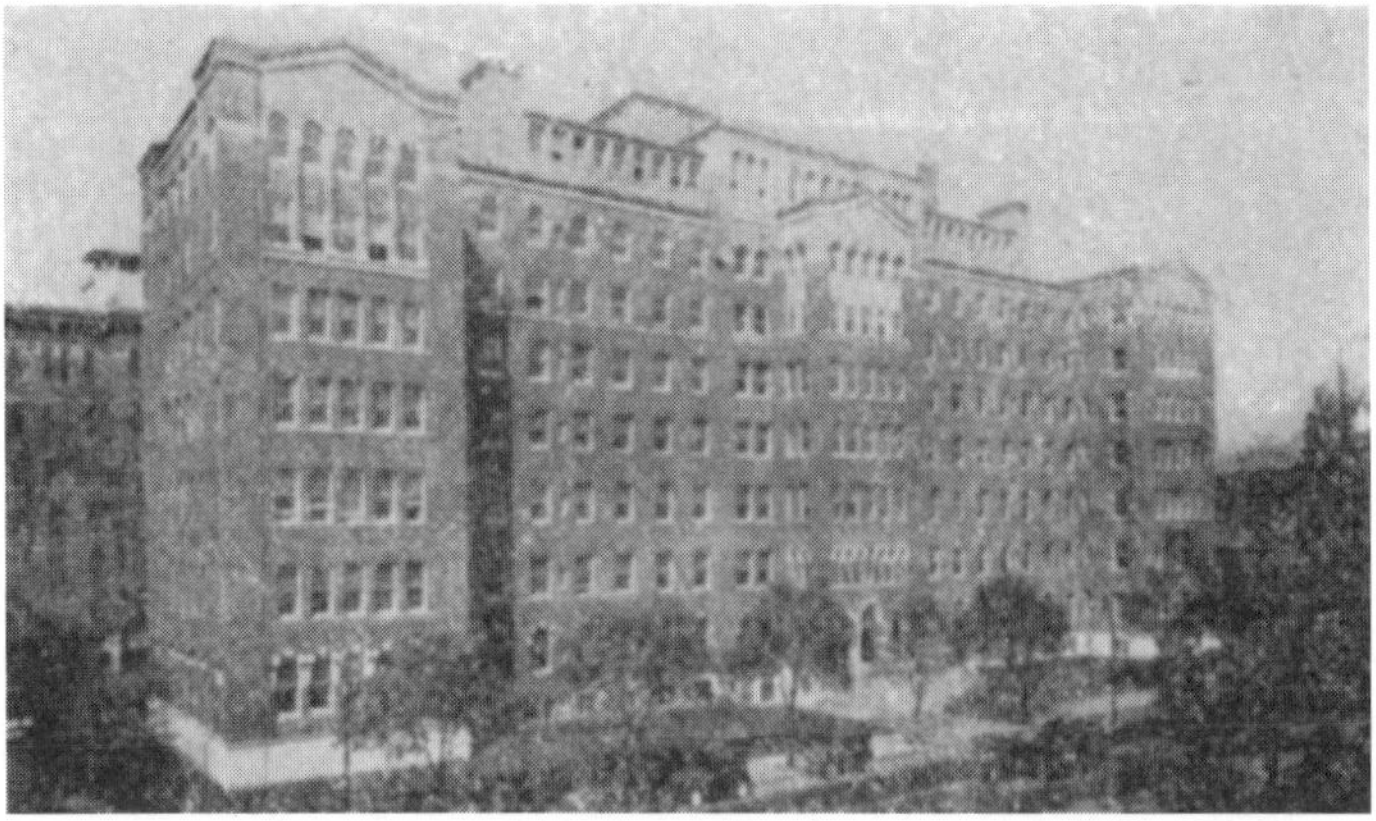

図30　ハーパー病院（デトロイト，1910年当時）

科・産婦人科・眼科・耳鼻科・神経科・皮膚科と小児科を開設し、それ以外に、麻酔科・病理検査科・放射線検査科・理学診療科・結核診療科・救急外科と一般外来を備えていました。

一九一〇年にデトロイトに開院したハーパー病院（図30）になると内科や外科はその中に五つ以上の専門クリニックを擁していました（ローゼン著『アメリカの臨床医学、一八七五―一九四二』一九八三年）。これは今までになかった重要な変化です。本家のドイツをはじめヨーロッパには眼科・耳鼻咽喉科・皮膚科・小児科などの専門診療を早くから分家させていましたが、外科医は内臓外科も骨折・脱臼も広く扱っていました。内科が今日のように消化器病・循環器病・呼吸器病などに分かれたのも二〇世紀の出来事です。専門分業は各クリニックが十分な数の患者を前提になりたつわけですから、病院の専門診療科医師がいかに人気があったかということでしょう。病院医療が多数の診療科に分かれながら進歩するという姿は、アメリカにおける当時の産業経済のあらゆる分野に起きつつあった専門分化(スペシャリゼーション)と軌を一にしました。医学もまたその中で新しい生命科学を誕生させ、医学教育も医療の専門分化に見合った医師を育てていったわけです

専門分化は医師にとってどんな意味を持ったでしょうか。もちろん大歓迎です。医師は特定の領域に限って深い知識と医療技術を身につければよかったわけです。細分化された専門学会も次々に誕生し、研究レベルも臨床レベルも飛躍的に向上していきました。この国の近代病院はオープン・スタッフ・システム（病院と契約した外部の開業医師が、患者を入院させて自ら治療する）をとっていましたから、特定領域で腕のたつ医師を容易に確保できたのです。大学医学部も、この専門分化の傾向をすばやく読み取って教員を確保しました。これはこの国の柔軟な教授任用制度のおかげでした。たとえば市中の教育病院に在籍のまま、臨床教授として学生を指導する腕利きの専門医師が増えていったのです。これは専任教員とは別枠です。わが国では私立の医科大学ですら一講座に一人の主任教授というヒエラルキーに長らくこだわったために、専門分化と高度化に遅れをとりました。

医療の性質上、専門分化には当然のことですが、分野の統合が伴わなければなりません。全人的医療と安全管理の面からもそれは必要なことです。これもまた病院であればこそ実現できる機

能でした。ここでは二〇世紀の病院が専門分化の軌道上につぎつぎと先進技術を取り込み、科学的医学・医療を推進しながら治療成績を向上させていった事実をまず指摘しましょう。

二〇世紀初頭、アメリカ生まれの技術革新がふんだんに取り入れられた大型近代病院でも、手術室がその代表でした。近年の無菌手術室に見られるように、手術室はまさにその時代の工業技術の粋を集めた構造体なのです。外科医の手洗い場と滅菌装置、照明器具と手術台、麻酔器とモニター計器類、どこにでも照明と動力源を提供する配電、酸素と麻酔ガス、給排水と電導床など、安全で働きやすい手術室の構築と附帯設備が病院建築における近代化の指標とされます。つまり手術室が病院の近代化を推し進めた側面があったということです。また、外科系手術は周辺の専門領域の質の向上なくして進歩しません。麻酔科や中央材料室と共に検査室機能も完備されない限り安全な手術は保証できないのです。最近はこの上に集中治療室の機能が加わります。その結果、手術費用は高いものになり、病院収益の主要部分を占めることにもなります。手術が病院を必要とし、他方、病院も手術室を必要とする相乗効果が二〇世紀に加速されていったのです（注1）。麻酔と感染対策ならびに止血法をいち早く取り入れた外科手術の成果を、アメリカの代表的な病院で見ることができます（表5）。手術数の増加と難しい内臓手術の急増にもかかわらず、成績は比べ物にならぬくらい好転しています。

近代病院医療における外科手術の大きな比重について触れましたが、清潔で機能的な病棟、検

	1889	1939
手術件数（合計）	402	3259
（その内の特定手術）		
膿瘍の排膿	86	60
切断	20	23
腹部ヘルニア手術	11	245
乳がん手術	6	60
虫垂炎手術	1	245
胆嚢手術	0	249
甲状腺手術	0	294
腸管癌手術	0	144
死亡数	60	68
死亡率（%）	16.5	2.1

表5　プレスビテリャン病院（ニューヨーク）における手術の種類と件数。内臓の難手術、甲状腺手術、ならびに癌手術が著増、死亡率は著減している（Two Centuries of American Medicine, W B Saunders Co., 1976）

査設備（病理検査・X線検査・血液や尿などの臨床検査）のほかに、専門技術職の提供も病院ならではのものでした。とりわけ訓練された看護婦チームの協力によって、医師たちは目覚しい成果をあげはじめました。病院が提供し始めた上質のサービスは、新参の医師にとってこの上もない魅力であったに違いありません。医師にとっては、治療前の「段取り」と、アフターケアを病院側が提供してくれるのですから、これほどありがたいことはありません。病院の施設と職員を利用して開業する医業（シンプルな診療所で患者を診察し病院へ送る＝オープン・システム）が特権と看做されるようになります。この病院特権を得るために、あるいは契約延長するために、医師たちは懸命に技を磨き、患者を大切にし、研究も怠りませんでした。アメリカの開業医制度は、アメリカ以外の国の開業医とは、標準化・知識と技術の向上・専門診療の連携という点で大きな格差を生み出すことになりました。医師の権威は長らく医業と医師免許にありましたが、今や病院という壮大な建造物が新たな権威となりました。

結局、二〇世紀のアメリカでは病院医療の発展が専門医療（複数の診療科）の一極集中・多数職種の参加する医療サービスの提供と、合理的な病院経営（テイラーの科学的管理思想も背景にあります）という特色を発揮しだしたのです。病院は科学的医学の強力な推進者になりましたが、それは先鋭な専門分化を通してでありました。医科大学で新しい科学的医学教育（細菌学と免疫学・生理学ならびに生化学・病理学）を受けた学生やインターン・レジデント（研修医）も、近代病院医療の普及に大きな力を発揮しました。と同時に、確実に、病院医療の性格を最先端の科学に変えていったのです。

徒弟としての医師養成の長い歴史を持つ国はほかにもありましたが、慈善病院に固執するかぎり医学や医学教育改革につながらなかったのです。ヨーロッパでも新大陸でも長らく慈善施設であった病院が、二〇世紀には多くの市民が利用する治療施設に生まれ変わりました。同時に医師のギルドや医師の徒弟制度が存続する余地はなくなっていきました。

これは仮定の話に過ぎませんが、百数十万人のワクチン大規模野外試験が、伝統的医師像と開業医医療の下に実施されるというイメージは実感が湧きません。各地の小児病院が多数のマヒ児童を抱えて苦闘し、あるいは回復に励む子供たちのリハビリテーション教室が全土の母親と学童をポリオ・パイオニアに送り出したに違いありません。それはまぎれもなく専門病院と医学の専門分化が発した強い衝撃の結果でした。

アメリカの病院は、建物としても一般に豪華です。その理由の一半が戦後に施行されたヒル・バートン計画（病院調査ならびに建設法、一九四六—一九七三年）によることが、わが国では知られていません。戦勝国アメリカが、巨額の国庫補助金を投じて、公的病院と非営利病院（私的病院）の整備と近代化を図った成果にほかなりません。ただしこれを契機に、病院医療の質と安全管理に国民の厳しい監視の目が注がれます（注2）。医療の質ならびに安全管理の徹底と引き換えに、民間病院も含めて、国が近代化を進める医療政策が日本にはありませんでした（若松栄一著『苦悩するアメリカの医療』一九七三年）。

教育病院における研究検査室

二〇世紀初頭の医学が科学の性格を強めていく経緯と、併行して近代病院医療が医学教育や医学研究のあり方を変えていく過程をふり返ってみましたが、本書では研究検査室 laboratory という耳慣れない用語をはじめて使いました。ラボラトリーの語源は labor ＋ ory=work ＋ work-shop ということで、実験室・研究室と共に検査室という意味にも用いられています。日本では大学や研究機関にしか研究室はなく、一般の病院には検査室しかありませんでしたから、読者が粗末な検査室をイメージしないように研究検査室（ラボ）という記述にしました。本来、ラボでよいわけです。以下、カニンガム、ウィリアムズ編『医学におけるラボ革命』（一九九二年）より引用します。

「往診医療→診療所医療→病院医療という大改革が病院医学にはあった。病院でこそ教育・研究と医学知識の基準つくりが可能であった。ベッドサイド教育が標準化され、患者は研究資源となったが、これは病院における医師の権力抜きにはありえないことであった。この医師の地位向上は、病気の体液説が廃り、病理解剖の常套化と理学的診断の普及が病巣の確定を可能にした事績と分かち難い。一九世紀における病院医学が近代医学の先駆けであることに異論を挟むものはいない。パリ学派の功績である。

しかしこの病院医学が後に（一九―二〇世紀への転換点を中心に）ラボ医学に変容したことは、なぜか忘れられている。ラボ医学の勃興は病院医学へのたんなるプラスαと見るのが一般ではないか。医学が検査資料（ラボ・データ）を基盤とすること自体が、病院医学の真価を評価したことになる。クロード・ベルナールの有名な指摘を想い起こそう。…病院は科学的医学の入り口に過ぎない。医師がとりあえず遭遇する観察の場である。科学的医学の真の聖域こそラボである。ラボこそ、医師は実験的分析を通して正常と病的生命を説明することができるのだ。…歴史的にみれば、一九世紀における初歩的な教育ラボ（ドイツのリービッヒ）から今日の医療における圧倒的なラボ科学まで、その発展を追うことができる。あるいは一九世紀のラボに発する細菌学が世界的な予防医学に姿を変え、あるいは滅菌・防腐と消毒法によって外科の進歩に結びついた事実に、病院医学とは別種のラボ発展の道筋を辿ることができよう」。

世紀の転換点に活躍した西欧の医師たちにとって、科学的医学が肌で感じられたのは、まず、ラボにおける細菌学の実績でした。科学が自分たちの経験と修練で築かれた医業に踏み込んでくる、新しく学び直さないと自分たち臨床医がベッドサイドから駆逐される、という脅威すら感じたはずです。その次は、血液・尿検査の迅速化によって患者の病状と推移が客観的な数値として展開しだした時です。今日ではさらに精緻な診断画像があります。

科学重点の医学と、近代的な医療サービスを提供する近代病院に話を進めたのですが、そこで共通するのがこのラボです。日本のラボとの重要な違いは研究と教育の機能（使命）の有無です。前述のように日本の大学は研究と教育目的の研究室を持っていましたが、国立病院を初めとして大多数の病院には、診断の補助のための検査室（clinical or service laboratory）しかありませんでした。これは研究室とどう違うのか。誤解を恐れずに言いましょう。大方の病院検査室は、医学研究ならびに医学教育という使命を担っていないラボだ、と。これはアメリカのラボとも、ラボを持つ病院とも決定的に違います。したがって日本の大多数の医師にとってラボはなじみが薄いし、脅威ではなかったのです。ただし欧米にならって管理者は病理医であることが一般的でしたから、手術標本の病理組織検査と病原菌検査の面で間接的に研究と教育に関与してはいました。しかし検査室は診療協力部門、つまりサービス部門という格付けで、管理者（一般に病理医）を除いてスタッフは医師でも研究者でもありません。医学生が病院で検査医学を学ぶ習慣はなかったのです。逆に病院検査室は一般に臨床医の参加を快く思いませんでした。基本的な手技やマナーを守れない医師が臨床の片手間に参入するのは迷惑だったのです。これが今もなお続く日本のラボの現況です。

しかし、ラボ医学の存在が自力によるポリオ制圧とどうかかわるのか、読者は怪訝な面持ちではないでしょうか。ここで、ポリオ・ワクチン開発の最大の功労者エンダースは、ボストン小児病院のラボで世紀の大実験を成し遂げたことを思いだしてください。特別に装備の優れたラボではありません。そもそもが診断に必要な検査を主目的とするラボでした。しかし細菌からウイルスにいたる検査や免疫学の研究まで可能でしたし、後にノーベル賞を分かち合うことになる若い医師二人を教育する施設でもあったのです。エンダースだけではありません。二〇世紀におけるアメリカのノーベル賞受賞者には同じようなラボ研究者が沢山いるのです。日本のラボはたかだか診断補助部門だということで、研究者を送ることも、多額の研究費を投入することもしませんでした。結果的には、日本の病院ラボが医学や医学教育の近代化にとりたてて貢献したことはありません。

現に、東京大学を初めとして、医学部における臨床検査学の開講は一九五〇年以降で、基礎医学の要とされた生理・生化学や細菌学の開講から半世紀以上も遅れました。医学者たちの目から見れば、医師とは限らないラボ検査員たちを対等に扱えなかった事情もありそうです。ちなみにエンダース先生は医師のライセンスを持っていませんでしたが、細菌学・免疫学の優れた研究者でした。

アメリカでは病気が投げかける問題を科学的に解明する臨床科学＝臨床検査医学の拠点「ラボ」を病院が持っている。これだけを取り上げても、日米には大きな差があったのです（注3）。二一世紀の医療は発症前の、予防と健康に重点を置いています。これはまさにラボ医学の得意の領分でもあるのです。発症以前の異常を察知する（人間ドックがよい例です）、不養生を是正して病気を予防する、あるいは治療経過のラボデータから病気の予後を予測して、最悪の事態を回避するといった「先回りする医学、危機に備える医学」がこれからの理想です。

（注1）外科手術とそれを支援する麻酔や感染予防処置には数々の伝統医学技術と先進技術が綯い交ぜになっています。たとえば帽子とマスクと術衣は二〇世紀初めからの装束、丹念な手洗いと手術野の薬液消毒は一九世紀の外科医リスターが石炭酸液を使った名残り（一八六七年）です。当時は石炭酸液を部屋一杯に噴霧する念の入れようでした。これに対して手術器具や被布・術衣は加熱滅菌の対象です。器具類には大外科時代を生きた一九世紀のドイツ‐オーストリアの外科医が名を連ねていました。ゴム手袋の工夫や止血法をはじめ手術の洗練に功績があったジョンズ・ホプキンス大学のハルステッドの名も忘れることはできません（一八八九年）。麻酔の導入は早かったのですが（一八四六年）、患者の「安定した麻酔と覚醒」を調節するには機器の開発と麻酔医の訓練に半世紀以上の年月が必要でした。今や全身管理のモニター類・診断画像機器・手術操作の自動制御装置などを備え、ある意味、病院の中枢部門をなしています。

（注2）近年（一九九七年）日本でも病院の機能評価が制度化されましたが、アメリカ外科医会が世界に先駆けて病院医療の標準化と医療の質の認証制度に取り組んだ事実がどれくらい知られているのでしょうか。背景にはアメリカ医学界における外科の大きな比重がものをいっています。若い外科医コッドマンが手術成績の評価法に一石を投じた（一九一四年）のがきっかけで、医師会や病院会も加入した病院機能評価機構として定着しました（一九五一年）。公的医療保険制度（メディケア）施行とともに病院が認証を受けることが保険加入の要件になりました（一九七四年）。この機構は一九八七年以降は全米的な認証機構として整備され、病院の構造のみならず、診療過

程や診療結果も問うことになりました。

（注3）欧米でも二〇世紀までは、大学以外の病院検査室は一般にささやかなものでした。病院では簡単なテストと顕微鏡検査のために、病棟の脇部屋が長らく利用されていました。それでも、英国では有名なブライトが尿中にアルブミンを証明し、これこそ最初の化学病理学として喧伝されたものでした。色・臭い・量と比重、酸とアルカリ度、アルブミンと糖の証明などが新たに加えられ、顕微鏡検査も時に追加されます。一九一八年の英国のテキストには、腎疾患における尿検査は他臓器における理学的診断に匹敵する、と強調されました。病院の通常検査としては血液と尿・胃内容物・喀痰と糞便が対象になりました。次の時代には血球計算、ヘモグロビン定量、血沈測定（赤血球沈降速度測定）、ウイダール反応（腸チフス患者の診断）などが取り上げられました。病者の顔色や訴えからではなく検査とデータの収集から、驚くほど正確に病気を診断できる時代になったのです。

第四章　日本におけるポリオ制圧の問題点

敗戦後の疫病流行と防疫対策

敗戦後の日本ではさまざまな伝染病が流行しました。劣悪な衛生環境のもとでコレラ・赤痢あるいは発疹チフスが爆発的に流行し、あるいは外地からの引揚者を中心にマラリアやデング熱のような域外伝染病にも脅かされました。ポリオはその一つに過ぎませんが、昭和三五年、翌三六年になって北海道や九州に大流行しました。

『ウイルスと人間』（一九八一年）の著者、甲野禮作氏はこの本の中で次のように言っています。

「昭和二十五年の某日、〔私・甲野は〕マッコイ博士（ロックフェラー財団から国立公衆衛生院へ派遣された顧問。この当時はなお米軍占領下にあった。引用者）から部屋にくるようにと呼び出しがあった。行ってみると、用件というのは、ウイルス病の講義のカリキュラムの中にポリオがないのがどうしてかという質問であった（著者の甲野氏は保健所医務官を教育する役でした）。アメリカでは当時ポリオはウイルス病のなかで最重要の疾患と考えられていたので、これは当然の疑問であったろう。私は早速ポリオの講義に取り組むことを約束して勉強をはじめた。しかし私自身を含めて、この頃日本ではポリオのウイルス学的研究はほとんど手つかずの状態であった。それというのも当時はサルが唯一の実験動物であったから、戦後の貧乏な日本ではポリオの研究など夢の夢であったのである。したがって講義の準備は文献をあさって知識を集めることから始まった」。

この甲野氏こそ、日本にはじめてポリオ・ウイルスの培養法をアメリカから導入し、これを用いてポリオの本格的なサーベイランスに手をつけた功労者なのです（四〇頁参照）。

それにしてもこれはかなり衝撃的な証言です。ポリオが届出疾患になった一九四七年からでも毎年数千人が罹患し、概して悪性のタイプが多かったことはすでに触れました。一九五〇年当時、国立公衆衛生院という中央教育機関で、保健所の医務官にポリオを教える者がいなかった、というのは驚きです。ポリオ・ウイルスはサルの脳に植え継ぐことができるという知識はあっても、予算がないからサルを飼えない、つまり研究ができない、だから興味がない、というのが当時の微生物病研究者の言い分だったのでしょうか。しかし病原微生物はそんなことで手加減をしてくれるはずがありません。伝染病研究所、予防衛生研究所および国立公衆衛生院の百年史、あるいは五〇年史を調べてみましたが、ポリオ・ウイルスの研究に関してはまことに記述が乏しいのです。ポリオ・ワクチン開発については検討された気配すらないのです。

戦前には、日本の優れた細菌学者を知らない小学生はいなかったのです。破傷風菌・ペスト菌を発見した北里柴三郎、赤痢菌発見の志賀潔や黄熱病に倒れた野口英世などです。このような優

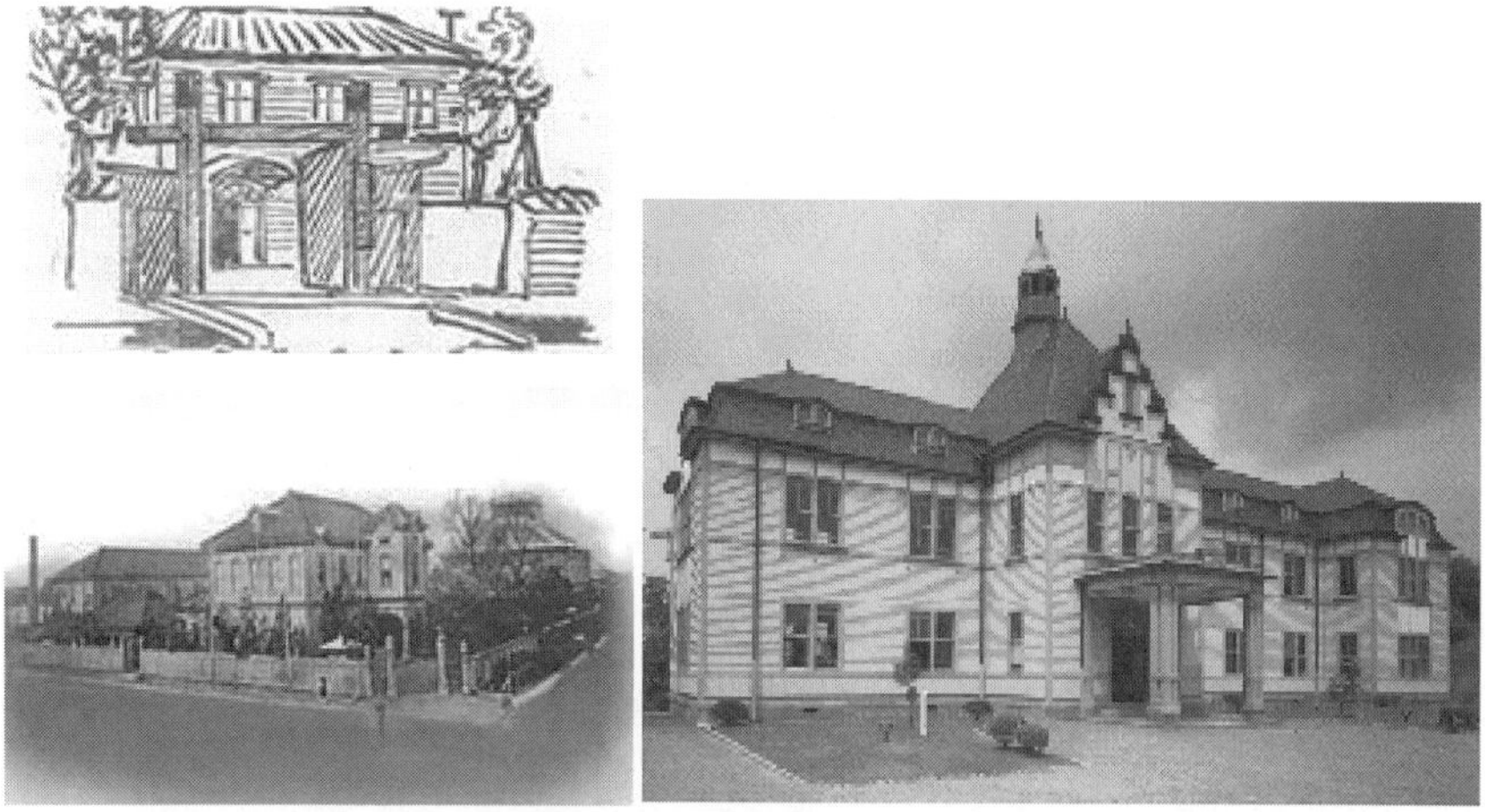

図31　北里柴三郎と伝染病研究所の歴史
左上：初代の私立伝染病研究所（福沢諭吉の助力によって1892年設立）
左下：国に移管された後の国立伝染病研究所（1899年）
右：東大医学部の附置研究所に移管後、新たに北里研究所設立（1915年）

れた研究者とその弟子の育成、日本初の伝染病研究所創立（一八九二年）は、敗戦後も日本人の誇りであり続けたのではなかったでしょうか。伝染病研究と血清療法の推進など日本の水準は、パスツール研究所やコッホ研究所と肩を並べるくらい輝かしいものと長い間信じられていました（図31）。

この間伝染病研究所は何をしていたのでしょうか。伝染病研究所は、一旦、東京大学の付置研究所として移管（一九一六年）された後に、アメリカ占領軍の指令によって戦後再び国に移管され、一九四七年に国立予防衛生研究所が誕生したことはすでに述べました。戦前からあった国立公衆衛生院（一九三八年）とともに日本の防疫対策の要としてようやく形を成したのです。ただしその後の伝染病対策や、高度経済成長期に頻発した公害問題に対して、両施設が期待通りの貢献をなしたと考える国民は少ないでしょう。東大移管後の伝染病研究所と、ここを総退陣した北里たちが興した北里研究所の確執が絶えません（小高健著『伝染病研究所』一九九二年）。こうした不協和音が、微生物研究は無論のこと、国民を護るはずの防疫体制にも影を落としていました。

前段で紹介したように、血清中のポリオ・ウイルス抗体を調べる動向調査（サーベイランス）が昭和二〇年代および三〇年代には散発的に行われていました。いずれも国立予防衛生研究所と国立公衆衛生院の研究者が担っていました。しかし残念なことになぜか散発のままで終わったのです。その結果、ポリオ大流行が始まったにもかかわらず、国はこれといった防疫体制をとれませんでした。組織も人も疫病に対する備えを欠いた真空地帯に、ポリオ・ウイルスが勢いを得たのでした。

国立予防衛生研究所の五〇年史によれば、この研究所がわが国の感染症動向調査のシステムを構築したのは一九八〇年以降だと明記されています。それは地方衛生研究所・検疫所あるいは感染症サーベイランス定点病院などとの連携が二〇世紀の後半までできなかったからです。今日、薬害エイズやC型肝炎の犠牲者は多数にのぼりますが、ウイルス感染源となった血液製剤の検定業務は国立予防衛生研究所がもっぱら担当していました。研究所は一九九七年に国立感染症研究所に名称が変更されましたが、果たすべき使命についてどれほど真剣な見直しがあったのか、不明のままです。

ポリオ根絶を目指した男がいた！

　ここに『根絶』という書物があります。後に国会議員になったＮＨＫの記者上田哲が、当時のポリオ禍とその制圧にいたるまでの全貌をまとめた書物です（一九六七年刊）。これは、セービンの生ワクチンを一斉投与することによって、日本からポリオウイルスを根絶やしすることができるという明確な方針を掲げ、ＮＨＫを動かし、さらに国を動かした男の記録です。なぜそのような大それたことができたのでしょうか。それは、彼が素人であるにもかかわらず実に正しい理解と対策をわきまえて、大衆動員の先頭に立ったからです。

　すでにポリオ流行の最盛期が始まった時点では、これを制圧するには生ワクチンの一斉投与しかないことを彼は知っていました。冷戦時代の共産圏で投与された生ワクチンの有効性と安全性の結果にも通じていたに違いありません。一番感心するのは、大流行に先んじて患者発生の状況を全国的に調べ、「ポリオ日報」と称して全国放送したことです。上田哲は全国のＮＨＫ支局の協力で患者の発生動向の調査、今でいうサーベイランスを厚生省に先んじて完成させたのです。加えて彼は、生ワクチン一斉投与の顕著な成果と、生ワクチンの性能の理解から、ポリオの根絶を確信していたのです。事実ポリオ・ウイルスは、セービンの生ワクチンによってのみ根絶やしできるのです。この書を執筆した当時の一九六六年にはポリオ発生が限りなくゼロに近づいていました。生ワクチンの緊急輸入がありましたし、子を持つ親たちも、厚生省の予想をはるかに上回る、九〇％以上というワクチン接種率で応じたからでしょう。こうして日本でも世界ではじめてのポリオ根絶が視野に入っていました。

一体いつごろから厚生省はワクチンの備えをはじめたのでしょうか。記録では、一九五六年に東京国立第一病院（現国立国際医療センター）で一〇人の乳幼児に輸入ソーク・ワクチンの試験接種がはじめて行われた、とあります。一九五八年に厚生省の伝染病予防調査会はソーク・ワクチン緊急輸入と、同ワクチンの国産化が急務であることを勧告しました。この勧告に基づき同年九月、国立予防衛生研究所内にソーク・ワクチンの試験製造施設の建設、国内ワクチン製造メーカーの技術者養成とワクチンの品質管理が始まった、とされています。ソーク・ワクチンが国内で作れるようになったのは翌年でした。こうして国はソーク・ワクチンをポリオ制圧の決め手として、製剤基準（安全性・有効性の基準値）を定め、またソーク・ワクチンの定期予防接種を法制化しました。さらに国産のワクチン製造を目指して北里研究所や大阪大学微生物病研究所など六製造所に製造許可を与えました。しかし国産ワクチンには安全性と有効性の検定で不合格品が続出しました。輸入したワクチンも必要量に足りないことが明瞭でした。一方で一九六一年には、前年の北海道に続いて九州でもポリオが大流行する兆しを見せます。

泥縄のワクチン確保が、駆け足で広がるウイルスに到底追いつけないことが明白でした。NHKをはじめマスコミも容赦しません。上田記者らは現地の惨状を伝えるかたわら、セービン生ワクチンの共産圏における驚異的な成果を報道して厚生省の無策を攻め立てたのです。結局、厚生省は白旗を掲げることになります。急遽編成した弱毒性ポリオウイルス・ワクチン（生ワクチン）研究協議会が、英国ファイザー社から輸入した生ワクチンを野外試験接種する最中に、しびれを切らした国が一三〇〇万人分の生ワクチンをソ連とカナダから緊急輸入することに決定したのです。一九六一年七月から八月にかけて、生後三ヶ月から五歳までの乳幼児に、翌年は一二歳までひろげ、さらに翌々年には一三〇〇万人の小児全員に、三価混合生ワクチンを緊急接種し、ここにポリオは制圧されていきます。

こうしてNHKの記者の描いた目算通りにことが実現したのです。伝染病研究所も専門の医学者も、一記者の理解と情熱に太刀打ちできなかったことになります。大衆動員の行動力についてはNHKの組織がものをいったに相違ありません。生ワクチンの効果と安全性の検証がたまたま共産圏に偏っていたことは事実ですが（従って当時は革新政党がこれを利用したのです）、川喜田はその著『小児マヒ』で、一九五〇年代の末から一九六〇年にいたる生ワクチン接種の目覚しい成果を詳細に引用しています。共産圏における成果だけでなく、生ワクチンの検定に関するW

HO（国際保健機構）の試案（一九六一年五月）にも触れています。したがって専門家の間では生ワクチンに関する世界の趨勢が、知識としては共有されていたわけです。安全性テストを省いた超法規的な大臣決定がこの国を救ったことになりますが、予防医学の立場からすれば、これは医学の敗北以外の何ものでもありません。伝染病研究所・国立予防衛生研究所あるいは有識者協議会も頼りにならなかったのです。

国産のワクチン製造を目指した複数の研究所は、一九六二年に合同して日本生ポリオ・ワクチン研究所を北里研究所内に設立し、二年後には国産の生ワクチンで必要量を賄えるようになりました。そのかげにはセービン医師による弱毒ウイルス株の無償提供と助言があったといいます。

公衆衛生学＝国民を守る予防医学

細菌学や免疫学における日本の先駆者たちの業績については幾度も触れてきました。それにしては、戦後のポリオの流行のときは真空地帯にウイルスが跋扈した観を拭えません。手抜かりがあったのは「疫病に対する社会の備え」でした。疫病に対する社会の備えこそが公衆衛生学の役割なのです。私たちが認識していないだけで、不断の予防医学活動が実は国民の健康と生活を護っています。

地震で被害を受けた上下水道や、食中毒事件のニュースで、ときおり衛生が身近な話題になります。しかし人と物の活発な国際交流が進むにつれて、予防医学の体制（検疫をはじめとして）は不眠不休で活動しています。たとえば鶏インフルエンザの流行を、今や世界中が見張っています。数年前の重症急性呼吸器症候群（ＳＡＲＳ）の恐ろしい記憶が生々しいからです。防疫に従事した職員の犠牲をなくすことはできなかったのですが、感染力の強い、ウイルス性呼吸器病の感染経路や伝播様式が分かってきました。鶏をはじめ野鳥や家畜から感染することが明らかになりましたから（人獣共通感染症）、防疫対策の重点は鶏や家畜における流行病の監視体制と報告の義務化に絞られました。鶏インフルエンザが発生したときになにより大事なことは、厳重な飼育場の隔離、そして感染鶏あるいは感染家畜の敏速な処分と焼却です。患者治療を別にすれば医師や医療機関は主役ではありません。家畜の疫病の正確な把握、ウイルス抗体の疫学調査（血清疫学調査）など、防疫対策と予防に必要な手立てを教えてくれるのが公衆衛生学です。

伝染病から住民を護るのは実は医療よりも公衆衛生学であるという思想が、アメリカの医学界では早くから力を得ていました。アメリカでは、建国以来、マラリアや黄熱病の流行が南部への入植者を脅かしていましたし、急速な産業化と都市化が移民社会を悲惨な状況に追い込んでいました。東海岸の港湾都市には、コレラや発疹チフスなどの伝染病が毎年のように大流行したのです。極端な貧富の差がスラムの住民から医療と栄養と安全を奪っていく有様は世界共通でした。

市民の健康を護るために大学に公衆衛生学を、大都市にサニタリアン（公衆衛生技術者）を置こうという主張は、ボストン、フィラデルフィアやニューヨークなど大都会の有識者の間に強まりました。アメリカではハーバード大学のエリオット学長やジョンズ・ホプキンス大学医学部長のウエルチらが、公衆衛生学院を次々に開設したのが二〇世紀初頭のことでした。当時のアメリカは病原微生物学をはじめ医科学の輝かしい幕明けにさしかかっていたのですが、これに較べれば、公衆衛生学は野外調査（フィールドサーベイ）と保健行政に重点を置く地味な領域です。しかし細菌学者のウエルチは細菌学単独では伝染病に立ち向かえないことをよく知っていたのです。さまざまな生活環境にある数十万の市民を疫病から守るには、科学知識に基づく医学研究と、衛生行政が必要であることを体験していたに相違ありません。第一級の医学研究者の彼が公衆衛生学院設置の必要性を説いてやまなかったといいます。開業医の派手さも、顕彰のメダルとも縁のない公衆衛生学院の調査と実践が、現在の国際的な信頼と評価を勝ち取るまでに発展するとは誰も想像できなかったはずです。

こうした努力にもかかわらず、一九一八年のスペイン風邪ではアメリカで数百万人が犠牲になりました。いまでいえば重症急性呼吸器症候群（ＳＡＲＳ）に相当する肺炎で、アメリカ軍兵士が多数亡くなったわけです。誕生したばかりの公衆衛生学も、防疫体制も、ウイルスには十分立ち向かえませんでした。しかし、スペイン風邪がすでに過去のものとなった一九三〇年代でも、インフルエンザ・ウイルスの研究が執拗に続けられていました。英米を中心に、多数のウイルス学者が各地のインフルエンザの流行を追いかけ、実験動物に接種してウイルス株を分離しようと懸命でした。ポリオ・ワクチンの大規模接種試験を全米で組織し、ソーク・ワクチンの効果を見事に証明した（一九五四年）フランシスを想い出してください。このフランシスと若いソークの名をインフルエンザ・ウイルス研究グループの中に見出すことができます。標的のウイルスは一九三六年にようやく実験動物（ペットとして人気のあるフェレット）に継代することに成功し、研究が加速されました。フランシスとソークはインフルエンザ・ウイルスの研究では覇者になれませんでしたが、ワクチンによるポリオ制圧一番乗りに役立ったことは間違いありません。

アメリカが公衆衛生普及活動をとおして、戦前と戦後の二度にわたり、日本の公衆衛生に寄与する大きな事績を残したことは案外知られていないように思います。戦前は日本の国立公衆衛生院の創設であり（一九三八年）、戦後は占領下の新保健所法制定による公衆衛生行政の改革です。公衆衛生院創設に当たっては、ロックフェラー財団から建築費の全額援助を受けています。野口英世の助言があったということですが、関東大震災直後にはじまった交渉は長引きました。彼の死後十年が過ぎ、日中戦争をめぐってアメリカと非友好関係にありましたから、実現が危ぶまれたのも事実です。それでも巨額の資金援助で立派な施設が完成しました。

この公衆衛生院は研究部門と教育部門から構成され、保健所医務官・保健師を中心に公衆衛生の卒後教育に力を尽くしました。戦後も人材不足と低予算に苦しむなかでロックフェラー財団の援助がいち早く再開されました。研究者のアメリカ留学が新しい病原微生物学や公衆衛生学を戦後の日本にもたらした功績は小さくありません。ポリオ・ウイルスのエンダース培養法を最初に日本に導入した甲野禮作氏もその一人でした。

もうひとつの事績は、占領時における新保健所法の制定（一九四七年）と、モデル保健所整備による日本の公衆衛生行政の改革でした。一連の医学教育改革の目玉として、公衆衛生学講座の開講も一九五〇年代に相次ぎました。伝統的な衛生学と違い、現実社会の各種の衛生統計解析や、保健所実習を含む防疫対策の講義にはまことに目を見張るものがありました。敗戦後の日本社会では、感染症対策をはじめとしてさまざまな環境衛生・保健行政に若手の医務官が活躍しました。戦後に開設された公衆衛生学講座に学んだ医師が主役でした。上田の著書『根絶』にも、ポリオ流行に苦闘する保健所長や市町村の医務官が多数登場します。

知らなかったのか、手をつけられなかったのか

「伝染病学は、今や一大障壁に衝突して、寸前尺歩も困難になれり。顧れば二〇年の昔は発見につぐ発見を以ってし、追い手に帆を挙ぐる感ありしが、今や即ちしからず」（小高健著『伝染病研究所』、一九九二年）。

これは一九〇九年（明治四二年）に北里柴三郎が欧州を再度訪れたときの感想です。自身の最初の留学時に較べて濾過性の病原微生物（今でいうウイルスですが、この用語が定着するのは一九三〇年以降です）の存在が次々に報告されたこと、血清学やアレルギーに関するさまざまな新知識が増えたことを踏まえた感慨でした。タバコモザイク病、黄熱病、そしてポリオがウイルス性疾患と想定されていましたが、細菌学における分離同定法と病原の検証法が全く通用しないこと、これが北里には一大障壁と映ったのでしょう。

ワクチンの代表である天然痘のワクチンや破傷風・ジフテリアの抗血清は、北里の伝染病研究所開設（一八九二年）とともに日本で製造が始まったのです。わが国が一九世紀の末に自前で良質のワクチンを供給できたのは誇ってよいことです（ただし国の検定制度（注1）は敗戦後のも

のでした)。しかし時代がへるにつれて病原微生物の研究は高度化とともに大型施設化し、専門技術者の共同作業になっていきました。学問の進歩は伝統と名声だけではいかんともし難いのです。

ポリオウイルス研究には、従来の細菌学の研究室とはまったく異なる施設と管理が必要です。施設には十分に外界から隔離された無菌培養室・動物実験室や廃棄物処理施設を用意しなければなりません。実験動物には通常の小動物のほかに霊長類(サルやチンパンジー)が必要ですから、その飼育室と訓練された実験助手と飼育係りが必要になります。つまり近代的な実験動物センター(注2)の設置と人材配置なしに、ウイルス研究やワクチン開発はできないということです。ウイルス学の知識は書物から得ることができても、実験を手がけたり、ワクチン開発を実行することは不可能なのです。目に見える細菌の分離培養が実験室の机上で簡単にできるのとはわけが違います。

ワクチンの製造となると培養・濾過・精製・検定・分注の設備、そして製品の安全性と薬効の検定が厳しく求められます。「ワクチンの一ロット(培養槽)ごとに多数のサルやチンパンジーで安全性を確かめた」というソーク・ワクチン検定のくだりは、それだけで日本の研究者や製薬業者を萎縮させるに十分だったでしょう。「ウイルス研究は泥沼だった」――当時を知る日本のある小児科医の述懐です。戦前は無論のこと、戦後も、日本の研究者ははじめから、ウイルスの研究やワクチンの開発を諦めていたのではないでしょうか。

日本の大学医学部における動物実験は、昭和五〇年代まで、素性の定かでない犬・猫・ウサギやマウスを相手にした急性実験しかできませんでした。飼育して長らく生かしておく体制ではなかったのです。一九世紀のクロード・ベルナールが嘆いた実験室の劣悪な条件は、日本では二〇世紀後半までもちこされました。今でこそ日本の有力大学には実験動物センターが併設され、さまざまなレベルの無菌動物の研究も盛んですが、その歴史は短いのです。

（注1）薬の製造・販売・取り扱い（まとめて薬事といわれる）に関する法制度は一八八九年に明治政府が公布した「薬品営業並びに薬品取り扱い規則」にさかのぼることができます。ただし近代的な薬事法は一九四三年に制定公布され、戦後一九四八年と一九六〇年の全面改正を経て、現行の薬事法の骨格が定まったのです。その後ワクチンを含めて新しい医薬品の開発が相次ぎ、また輸入薬品やバイオ・ゲノム創薬の奔流に対応して、薬事法は今日まで改正を重ねました。安全と有効性の見地から、ワクチンの検定はとりわけ厳しいものがあり、製造業者の自家試験・都道府県の薬事監視員派遣を経て、最終的には国立感染症研究所が検定試験を実施します。試験の判定に合格した製品のみが合格証紙で封印されて供給される運びになっています。

（注2）一九一五年当時、北里柴三郎の伝染病研究所はコッホ研究所に倣って動物舎を三つ持っていた

といいます。東京帝国大学医学部には一九三一年に四階建ての動物実験施設がありました。発ガン性の化学物質研究で有名な佐々木研究所も神田駿河台に三階建ての動物室をもっていました（一九三八年）。一九五〇年代には実験動物中央研究所が、さらに一九六〇年代には国立公衆衛生院や大阪大学微生物研究所が実験動物施設を整備しました。

第五章

日本の医学はなぜヒーローを生まなかったのか

「それは学問と政治の完敗であった」

半世紀前の惨状を伝え、ポリオ禍の根絶はポリオ生ワクチンの一斉投与しかないことを日本中の誰よりも正確に理解し、叫び続けたＮＨＫの記者の読みとエネルギーに感動し、自分が医師であることを忘れて拍手を送りたくなります。上田哲の書は、当時その衝にあった医学者・研究者、そして厚生官僚のいずれもが洞察力に欠け、ポリオ禍になす術がなかった事実を克明に描いています。「学問と政治の完敗」を認めざるを得ません。

しかし、もっと悪いことに、その後、完敗したいきさつを日本人全てが忘れてしまったのではないでしょうか。輸入生ワクチンの一斉接種でポリオが急速に制圧されたことは子供たちにとっても救いでしたが、当時の国民から指摘された日本医学の欠陥は、半世紀の間に曖昧になってしまったのではないでしょうか。川喜田愛郎は以下のように書き残しています。

「その一つは日本の学会と学者、研究者たちの間に、古風な甘えた自由、実はきままはしみわたっていても、目的意識と構想の明確な、息の長い研究の乏しいこと、分散的な研究はそここにあっても分担と真の意味の協力がはなはだ不十分であるという事実である。もう一つは今いったことと実は関連しているのだが、実際問題の軽視ないしは蔑視という偏見である。ポリオにおいてその病弊がはっきりと露呈されたようにみえる」。

高名な微生物学者として、当時、国の対策を主導した者の真摯な反省がここにあります。では、ポリオの流行を軽視ないし蔑視させた日本の医学は一体どんな発展を遂げたのでしょうか。

日本は官僚主導で政策的に医学の近代化を推進しました。近代化とは伝統的な医術をしりぞけて科学的医学を導入することと言い換えてもよいでしょう。具体的には明治政府の医療制度改革とモデル医学校設置です。前者は医制の制定であり、伝統的医術（東洋医学・漢方医学）を医学から排除し、西洋医学を医療の根幹としました。後者は西洋医学の普及を目指す教員養成です。モデル校は東京大学医科大学でした（一八七七年）。

科学的な医学を振興するために伝統的な医業を捨てる、という医制の意図は革命的ともいえるものでした。新しい医療の提供には、東京帝国大学（一八八六年）・京都帝国大学（一八九七年）・九州帝国大学（一九一〇年）と順次開学した帝国大学で優れた洋医を養成し、これを中核としてドイツ伝来の科学的医学を国民の間に普及させる筋書きでした。

発足当初の帝国大学医学部は施設・内容とも同時代のアメリカ医学校にくらべて遜色はなかったと思われます。医業片手間の教員は皆無で、専任教員の質と規律遵守は日本が上ではなかったでしょうか。教育を尊ぶ伝統も現在の比ではありません。ただし学校の数は少なく、卒業後に医術を練磨する機会はありませんでした（注1）。もっぱら教科書中心の知識偏重教育でしたが、これを補うものとして、患者を教材にする学用患者制度が長らく生きていました。その実態は救貧医療制度でした。

スタート時点では差のなかった日米の医学に、いつから差が生まれたのでしょうか。前章で見た、世紀の転換期から初頭にかけてアメリカで起きた医学・医療の大変革と急成長が、日本の医学・医療には最小限しか起きなかったといえます。アメリカの医学の大変革の中味は生命科学の誕生と、近代病院を介して国民に浸透した科学的医学です。それは二〇世紀医学を特徴づけるものでした。さらにフレクスナー報告（一九一〇年）を契機にした医学教育の改革があります。アメリカ進歩の時代といわれた当時の文化・学術・教育の発展を持続的に支えたのが、産業経済の成長とそれによる国力の増進でした。

日本はほぼ同時代に軍事大国を目指し、相次ぐ大戦の末に敗北して国力が疲弊したのです。その差は歴然です。二〇世紀後半の医科学大躍進の萌芽となった独自の研究が、戦前の日本の医学の分野にはたしていかほどあったでしょうか。確かに戦後の日本の医科学の躍進は目覚しいものがあります。しかしその大部分が戦前のアメリカに誕生した生命科学に接木されたものだといえば言い過ぎでしょうか。

日本では、そもそも西洋医学の導入の時点で、臨床の現場（病院や診療所）と研究医学（大学医学部の基礎講座）とは驚くほど距離があったのです。しかも基礎医学の研究テーマは臨床の現場から汲み上げるのではなく、しばしばドイツの医学雑誌から、後年にはアメリカの医学雑誌から、着想を得る研究者が多かったのです。軍医総監であった森鴎外が日露戦争の際の「脚気に効く麦飯」説を、ドイツの学理に非ずとしてしりぞけた話が有名です。医学者にとって、事実を確かめる前に、医学書に載ってないことは俗説に過ぎなかったわけです。

「実際問題を軽視あるいは蔑視させた」この国の大学アカデミズムの悪しき遺産をここでみておきましょう。

閉鎖社会の医師教育と医局講座制

良質の医育制度が築けなかったことを、私たち医師は痛切に反省しています。私たちは医学の進歩に併せて次々と新しい講座を開設し、大学教育の高度化のために大学院の重点化で応えてきたつもりでした。しかし医師教育の自己点検をしたり外部評価をとり入れることは東京大学医学部発足（一八七七年）以来百年以上も蔑ろにされてきました。研究実績については同僚による評価が機能しましたが、肝心の教育の質に関しては、学生による評価も第三者機関による評価も受け入れませんでした。このことが医学教育だけでなく、研究面でも臨床医学の面でも、大学医学部を時代遅れにしたことは想像に難くありません。研究業績には見るべきものがあっても、国際的な評価の低い一因がここにありましょう。

大学医学部を閉鎖社会にした仕組みの一つが医局講座制という独自の組織です。世紀の転換期に変革を経験しなかった日本の医学・医療には、明治以来の旧弊が幾つも残りました。その代表的なものが医局講座制です。大学医学部の講座制は、元来、学問と教育研究の進歩が生み出した制度ですから、時代と共に発展するものと改廃されるものがあって当然といえましょう。しかし実際は医局という一種の同族集団が講座制に名を借りて結束を固め、講座の永続を図っていました。講座主任（大学教授）は助教授以下の人事権と教育研究費の配分まで意のままでした。医局は関連病院の人事を左右し、排他的ですから、他学部や隣接講座と交流して教育・研究を推進することも期待できません。こうして「日本独自の」としか呼びようのない医局講座制の仕来りがアカデミズムの中に巣食うのです。ここでは細部にわたることは避けましょう。ただし、医局講座制は医学・医療の旧体制を固定化し、医学の革新や、近代的な医療推進の鍵である幅広い連携を阻んできました。国民の医療という見地から見れば、医局講座制は今もなお最大の敵であることを、繰り返し指摘しなければなりません。

戦後の一九四七年に訪れたアメリカ自然科学使節団は、四〇日にわたる視察の後、「日本における学術と技術の改組」と題する報告書をまとめています。そこでは学術行政や各種審議会の改組と共に、大学における講座制の悪弊を指摘して、改革を強く求めています。この批判は的を射たものでしたが、残念なことに未だに改まっていません。

東京大学の医学部と附属病院の建物配置図を創建当時から昭和時代まで見てみましょう（図32）。一八七七年（明治一〇年）の開学当時、東京帝国大学医科大学と附属病院は東洋一の威容を誇っていました。建物は一九世紀の典型的様式であるナイチンゲール病棟を各科が持つパビリオン（蝶形）建築です。明治・大正・昭和の配置図を重ね合わせると、各講座が群雄割拠する様が明瞭です。百年の伝統を貫く明確な建築思想がこれであったと言えましょう。断っておきますが、これは東京大学だけの問題ではありません。資料が東京大学だけに残されていたのであり、全ての帝国大学医学部がこれをモデルとしたのです。遡れば、手本は一九世紀後半から二〇世紀にかけて世界をリードしたドイツ医学にありました。ドイツの医科大学では伝統的に講座の独立性が極めて高かったので、さながら独立した研究所のごとく振舞っていました（バイナム著『十九世紀の医科学と臨床医学』一九九四年、バイナム他著『西欧医学の伝統』二〇〇六年）。それがまた、医学の権威を高めることにもなったのです。

一九二三年の関東大震災で多くの建物は倒壊し焼失しましたが、丁度その頃アメリカでは病院

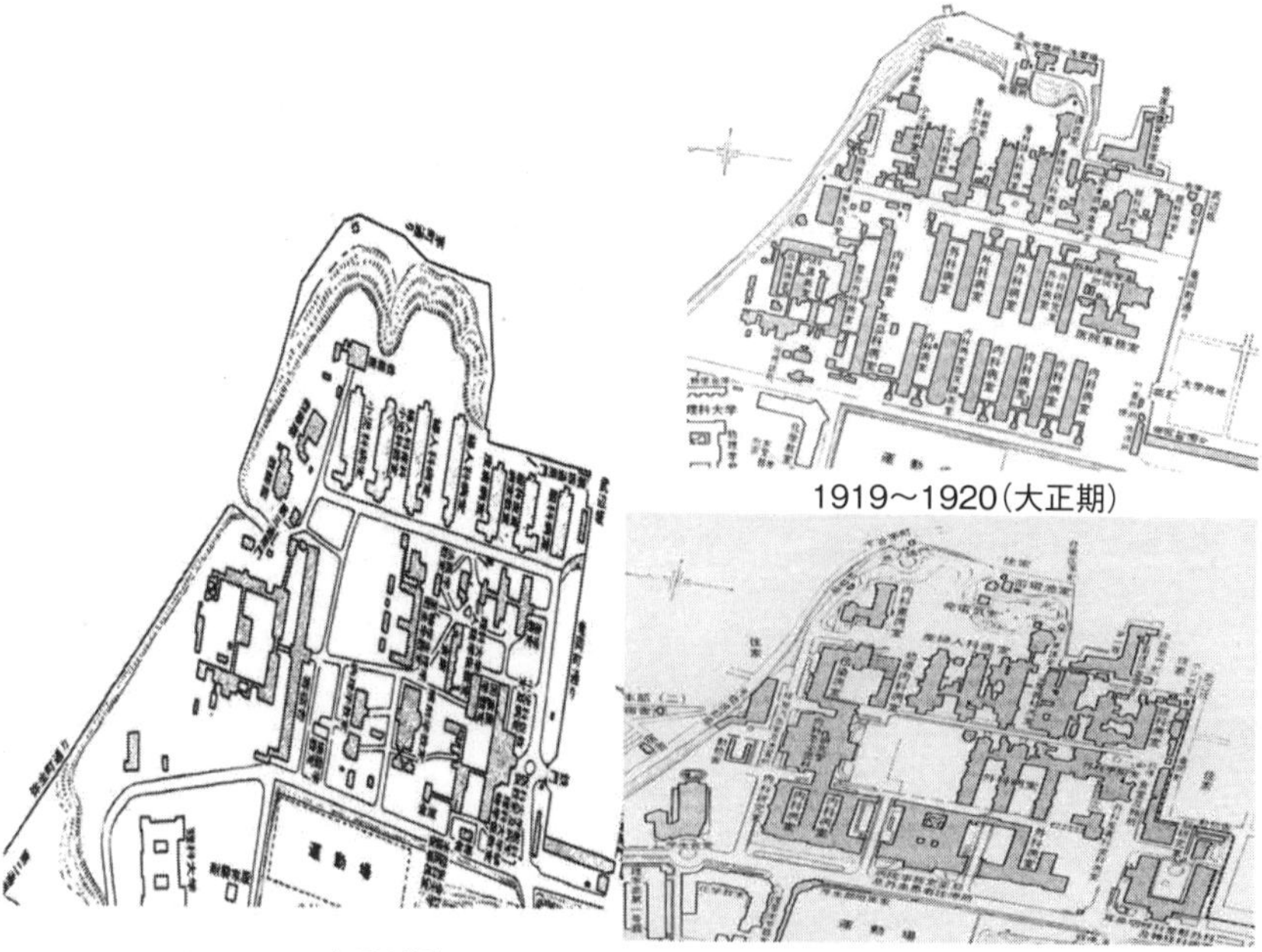

1919〜1920(大正期)

1893〜1894(明治期)

1943〜1952(昭和期)

図32　東京大学医学部と同附属病院（東京大学医学部百年史より）

建築の近代化の幕が揚がるのです。病院建築は高層の一体構造に建て替りつつありました。きっかけは電灯による照明で、大きな窓を多数必要とするナイチンゲール病棟が時代遅れになる一方、鉄鋼業の進歩が鋼材組み立てによる高層建築を可能にし、土地の有効利用を促しました（大都市における摩天楼の出現）。電力を利用するエレベーターの普及も、職場の立体化を容易にしたのです。患者の便利さは当然のことですが、ケアに当たる看護職員の移動距離、施設の共同利用や中央管理といった経営効率からいっても、高層化は明らかに優れていました。震災後の建て替えは近代化のチャンスでもあったと思われます。

しかし東京大学は震災後も群雄割拠型医学部を再建しました。低層で分散型というのは耐震のためでもあったのでしょうが、病棟をはじめ臨床検査・放射線検査あるいは手術室の中央化（共用）など、患者の便宜への配慮がはたしてどれほどあったのでしょうか。新参の帝国大学もことごとくこの割拠型を踏襲しました。著者の出身大学も例外ではありませんでしたが、病棟をはじめ臨床検査室・放射線検査室、外科系ならば手術室まで講座別仕立てという仕来りは、患者への不便はもとより、夥しい無駄と停滞をもたらしました。

この群雄割拠型の医学部・病院構造は医局講座制をストレートに形にしたものですが、戦後「帝国大学」の冠がなくなっても国立大学医学部はこれに固執していました。各科の連携を促し、患者中心の医療サービスと効率的な病院経営にふさわしい建築思想が形を成すまでには、西洋医学導入以来、一世紀近い年月を必要としました。明治このかた救貧医療の提供という官立医科大学の任務が、患者中心の医療サービスを遠ざけ、旧弊を許したことも一因をなしています。医学・医療の近代化の中で、医学教育の器は古いままで続いたのです。日本の医学・医療が患者不在のままで二〇世紀を生きながらえた事実と、医学がヒーローになり損ねた事実は無関係ではありません。

学位授与制度も無視できません。この国の学位授与制度が、川喜田のいうように「目的意識と構想の明確な、息の長い研究を困難」なものにしたのではないでしょうか。といっても制度そのものは先進国に共通の制度であり、医学発展の原動力になってもおかしくないはずです。それが日本では、学位論文によってオリジナルな研究を公表し、研究者としての地歩を固めるという本来の意義を見失ってしまったのです。研究者としての証しというよりも、主任教授の薫陶の下に、弟子として、医業を修めた証しとして交付されるものになってしまいました。医学博士の学位は開業を目指すものにとっては何よりの勲章となりましたが、同時に研究と研修の終了も意味したのです。世間もまた、医学博士を専門医なみに尊重し、それが一世紀も続きました。こうした制度が医学の進歩に裨益するところはまことに少なく、臨床家としての力量とは全く無関係の学位授与制度が、この国の医師を練度の低いままに放置したのです。

遅れてきた日本の近代病院

明治の初め、医学士の称号をもつ官立大学出の優秀な医師はもっぱら大学・軍・府県立の病院兼医学校の教員あるいは官公立病院の院長として赴任し、府県立医学校の卒業者などが開業医の道を歩むというキャリアパスのはずでした。しかし問題が起きます。一八八〇年代後半になって国の緊縮財政（松方財政による緊縮財政、ならびに地方税を公立医学校経営にふりむけることを禁じた措置）が公立病院や公立医学校を廃校に追いやり、医師の多くが開業医の道を選ぶことになったのです。よく言えば、今日の日本のさきがけのように医業の民間開放が広がり、病院も医師も民間セクターが優位になっていきました。ただし大規模病院と診療所群の連携と棲み分けといった合理的な医療体制があったわけではありません。大学病院を含めて公的医療機関は極端に少なく、十分な数の専門医も育ちません。日本の医療を担ったのが平均病床二〇ないし三〇という小規模病院か、独力の開業医師という実態が戦前まで続いたのです。

アメリカにおけるポリオ制圧の前史で、医学研究と教育の近代化が世紀を境に急速に進んだことを述べました。その鍵を握る教育病院の制度が日本では発達しませんでした。実際には、大学病院だけが医学教育と科学的医学推進の役割を担ったと見てよいでしょう。なぜでしょうか。日赤病院や済生会病院などをのぞけば、もともと日本の病院は、診療所が出世して出来上がったからだといわれています。医療の社会化を推し進めた保険医療制度と医師会が、無床診療所にベッドを増やして病院に変身させたわけです。したがって近代病院として、臨床の現場から、医学や医学教育を変革する力を持ち合わせなかったのです。公的医療保険制度はありましたが、アメリカのように、医療の質の保証（評価と認定制度）と引き換えに、公費によって民間病院を近代化するという政策（ヒル‐バートン計画）も日本にはありません。

医師教育の拠点とされた大学病院にも満足な研究開発機能が備わっていません。科学的医学の推進役を果たした臨床検査医学（ラボ医学）と、その拠点である臨床検査室（ラボ）の役割を先にあげました。しかし日本の医科大学に臨床検査医学の講座とその研究室が整備されるのは、一九六〇年代のことでした。また、医学部の臨床講座が講座主任教授と別個にラボの専任教授を擁し、研究と教育に専念させるという体制も取れませんでした。したがって医科大学とその附属病院ですら、研究開発を通して自前で医学と医学教育を発展させる機能は十分とはいえなかったのです。

世紀の変わり目から二〇世紀初頭にかけて、生命科学の誕生、近代病院の発展と医学教育の改革がアメリカで一気に噴出しましたが、ほぼ同じ時代に日本も近代国家として発展を遂げつつありました。しかし医学・医療の分野を仔細に眺めますと、医学アカデミズムを中心に古い体質をそのまま持ち越していることがよくわかります。自前の発展や改革は、たとえ芽吹いても立ち枯れました。年功序列や終身雇用を尊ぶ社会の体質が変わらないかぎり、それは当然のことであったかもしれません。

医療の社会化

息せき切って資本主義工業国家をめざす明治の日本では、医療の社会化を待ち望む声も強まります。結核をはじめさまざまな病に苦しむ庶民にとって、西洋医術は高価でありすぎました。「医療の社会化」、この言葉が医療アクセスの公平性をもっぱら意味した背景にはそうした事情がありました。都市労働者が急増するにつれて、職域病院や組合病院が誕生し、精神病院のニーズも高まります。医療の質はともかく、公的保険医療制度を、という声は年を追って強まりました。開業医志向の強い医科大学の卒業生がこれを支えました。彼らは日本医師会（一九二三年発足）を背景に強力な政治活動で業権拡大に腐心します。技術革新や効率経営を目指して競い合うよりも、新規参入者を拒み既得権益を守ることに熱心でした。高まりつつあった労働運動の中で生まれた組合病院や軽費診療所の開設を阻み、一方で公的医療保険制度の発展を支援しました。

具体的に言いますと、勤労者に限らず自営業者・農業従事者も被保険者に含めよ、あらゆる検査や高価薬剤も医療給付にしろという要求です。健康保険制度は一九二七年に始まりましたが、戦後の一九六一年にこれを強制的な公的皆保険医療制度に改めさせたのはたしかに彼らの功績でありましょう。ただしこれを推進した実体は、一人医師法人と小規模の民間病院経営者ですから、皆保険医療制度は彼らが生き延びる政策でもあったのです。皆保険制度は、国民に受診の機会均等を進めはしましたが、受診の機会均等ばかりが強調された結果、一人医師診療所と民間病院などがやたら増えました。競争を通して病院医療の近代化を推進する力にはならず、逆に、長すぎる入院と薬漬けという無駄の多い医療を定着させたといわれています（濃沼信夫著『医療のグローバル・スタンダード』二〇〇〇年）。一般の開業医と病院勤務の専門医の身分上の乖離がないのはよいとしても、行き過ぎた平等の診療報酬が専門医療技術の普及と洗練を阻みました。医療の専門分化と科学技術導入による病院の発展も停滞しました。その結果、二〇世紀初頭にアメリカで急速に発達した科学的医学と、それを生かす近代病院誕生が、日本でははるかに立ち遅れました。

提供する医療の質を第三者機関が認証するようになったのは二〇世紀の末のこと、さらに卒後の臨床研修が制度化され、市中病院が卒前と卒後の医師教育に参加するにいたったのは二一世紀はじめでした。こうした環境下に診療所医師（開業医）は系統だった卒後研修や生涯教育を受けることが困難でした。知識を増やすことはできても、実践の場がなかったのです。その結果、この国の医療機関には驚くほどの質の格差が遍在してしまいました。

国の科学技術振興策

本書の前段では、私はアメリカにおけるポリオ・ウイルス研究とワクチンの自主開発を可能にした条件を探ってきました。日本では国の力の入れようが違ったのだ、という意見があるかもしれません。研究資金集めと犠牲者の治療支援に国民運動「マーチ・オブ・ダイムズ」の貢献が大きかったといいましたが、アメリカではたして国の支援がこの栄光に大きく関与したのでしょうか。

第二次世界大戦以前、アメリカの連邦政府が研究資金を大学・研究所あるいは研究者に助成する制度は整備されていなかったといいます。科学研究や技術開発は民間資金や遺産の寄贈に委ねられていました。それでも病院などへの寄贈に較べると、科学研究のための寄付は少なかったのです。国民が連邦政府に求めたものは、例えば、発明発見や技術開発に伴う特許権の保護でした。先にも述べたように、一九世紀後半から二〇世紀にかけて、アメリカ社会は産業と経済の大発展の時代（進歩の時代）にありましたから、知的財産権の保護は重視されました。その一方、研究や技術開発に肩入れしても、議員や政党の票にならなかったのでしょう。科学研究と技術開発に議会と連邦政府が本気で取り組み始めたのは、ソ連製人工衛星スプートニクに先を越されてからです（一九五七年）。共産圏との冷戦が激化する頃でした。

科学者の団体はアメリカでも早くから結成されていました。アメリカ科学推進連盟（AAAS、一八四八年―）とアメリカ科学アカデミー（NAS、一八六三年―）です。前者は『ネーチャー』と共に、世界の科学界を二分する雑誌『サイエンス』（一八八〇年創刊、一八九五年にAAASの機関誌となる）を刊行してリーダーシップを執ろうとしました。これは積極的にロビー活動する専門家集団です。『サイエンス』の論説もそれなりに議会や政権に影響力を発揮していました。「百人委員会」を結成して国の公衆衛生の推進と厚生省創設を議会に働きかけた母体も彼らです（一九一二年）。

科学研究費の助成団体、アメリカ科学財団（NSF、一九五〇年―）を連邦政府が結成するのは第二次世界大戦後です。そして医学以外の科学研究と技術開発に巨額の資金援助をしています。医学研究の助成では、今でこそ国立衛生研究所（NIH、一八八七年―）が有名ですが、研究プロジェクトの審査とそれに基づく資金援助が本格化したのは、やはり第二次世界大戦以後とみてよいでしょう。したがってポリオ制圧には連邦政府の積極的な資金援助はなかったと考えられます。ここでも国民運動「マーチ・オブ・ダイムズ」の威力に感服するほかありません。

広重徹の詳細な研究によれば（『科学の社会史―近代日本の科学体制』一九七三年）、二〇世紀前半における日本の研究体制や補助金制度は国主導でした。すでに準戦時態勢にあったこの国では、総力戦体制に向けて、さまざまな体制作りと学術振興が図られていたのです。「科学動員」という官・民への呼びかけもその一つでした。ただし一九三〇年頃の研究機関の総数は、大学の学部や附置研究所を合わせても三四九施設にすぎませんでした。しかも一施設当りの研究者数が七から一五名という小ぶりです。今日科学研究推進に大きな役割を果たす科学研究費も、奨励金の名称で一九一八年に登場していますが、一九三一年当時の国の補助金総額は一五七二万円、一九七〇年代の換算では七五億円相当だったといいます。これでは軍艦一隻建造できなかったのではないでしょうか。

限られた財源と医療資源のなかで富国強兵を目指す国が選択したのは、基礎研究よりもポリオよりも、差し迫った結核対策でした。明治・大正・昭和を通じて国民病と看做された結核の撲滅は、焦眉の急を要する課題でした。徴兵検査のたびに不合格者増と成年男子の体力低下を懸念した陸軍の要請で、まず厚生省が創設（一九三八年）されます。半世紀以上にわたって結核撲滅に貢献した予防システム（ツベルクリンテスト・間接X線検査とBCG接種）は、実は学術振興会の小委員会が一九三八年に開発したシステムでした。大学・研究機関・学術団体・保健所が国と軍の威令の下に結束し、それなりの成果をあげて戦後まで踏襲されました（図33）。しかし繰り返される各地のポリオ流行には、戦後になるまで監視体制すら十分でなかったのです。北海道や九

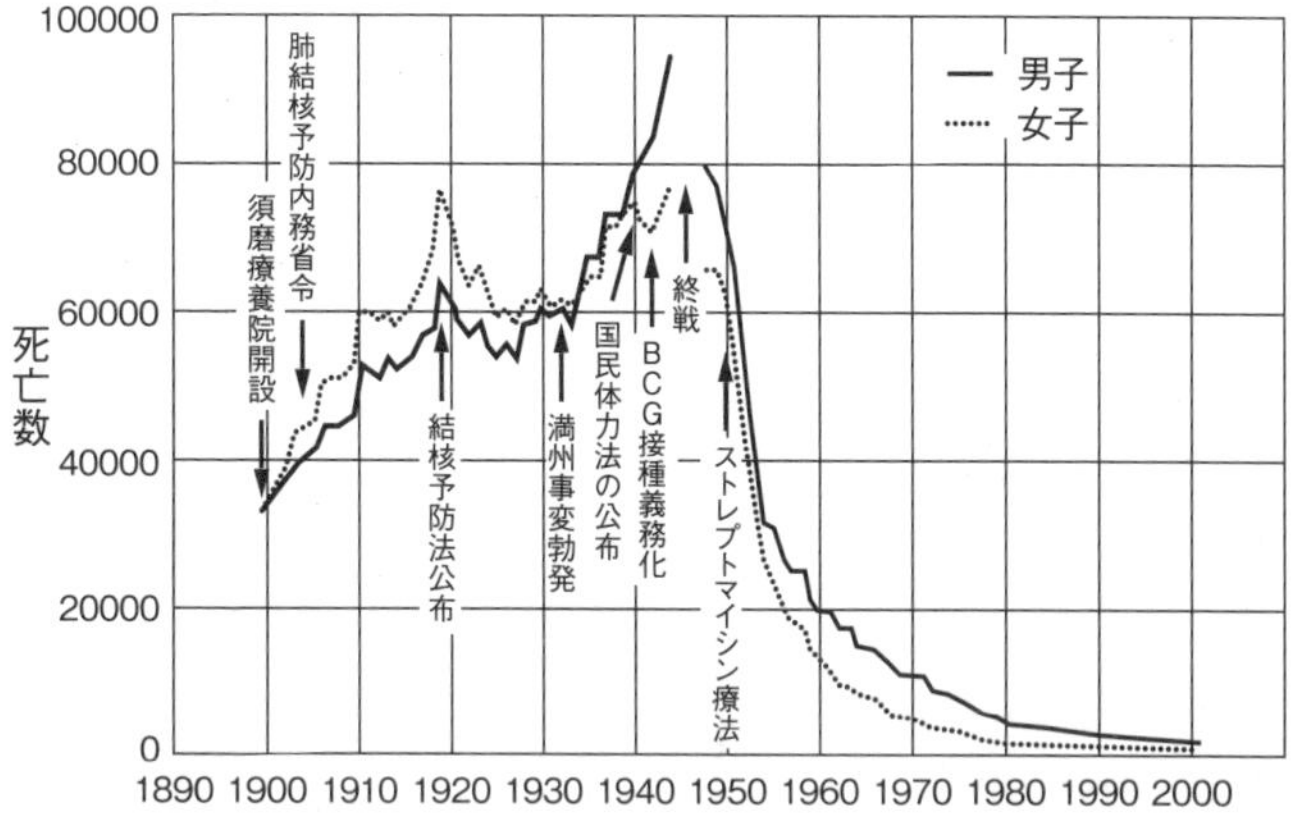

図 33　結核による死亡者数の推移。国民病といわれた結核が減少に転じたのは戦後、1950年代から（厚生省資料）

州の大流行に警鐘を鳴らし、「ポリオ日報」を設けてポリオ禍を刻々報じたのはＮＨＫだったのです。厚生省の重い腰を上げさせたのは報道記者と地域の人々でした。

国民のイニシャティブが生んだ理化学研究所

国民がイニシャティブをとって研究や開発を促進する団体を作るようになったのは、ごく最近のことです。天下り官僚を頭にいただかないと財団はできないというのも常識になっていました。考えてみますと、日本の近現代は国民が市民であるよりも、臣民である時代が長すぎたのです。

医科学研究の分野ではありませんが、例外が一

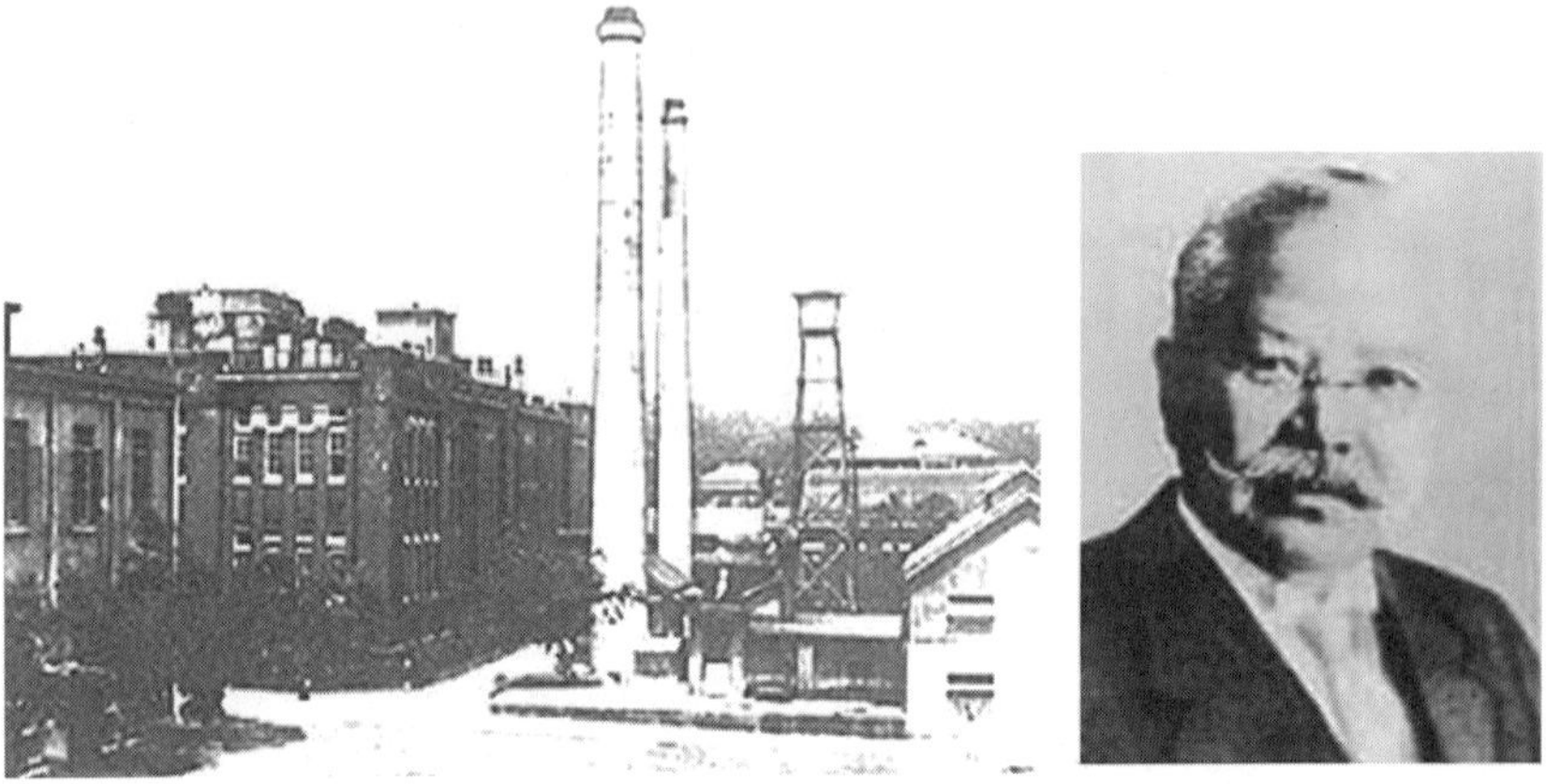

図34　理化学研究所（1935年当時）と創設者高峰譲吉

つありました。科学者として国際的にも知られた高峰譲吉が唱導し、渋沢栄一の協力を得て発足した財団法人理化学研究所です（図34）。ジアスターゼやアドレナリンの製品化に成功した高峰は、アメリカ進歩の時代の空気を吸った成功者でした。民間主導の研究所に大きな可能性を見ていたとしても不思議ではありません。一九一三年にアメリカから帰国した彼は、民間の力による「国民科学研究所」建設を提唱しました。実際の発足は四年後の一九一七年で、皇族を総裁に、御下賜金と政府補助金を交付される研究所に姿を変えています。結局、ドイツのカイザー・ウイルヘルム研究所（一九一一年）を真似た理化学研究所が誕生しました。ひ弱な当時の産業界の経済力と軍備増強に進む日本の国情からすればやむをえない妥協であったでしょう。研究所建設には、民間から未曾有の二〇〇万円（現在の三二億円相当）の浄財が集まりました。それだけ国民の期待も大きかったといえましょう。

理化学研究所のその後の軌跡は波瀾に富みます。戦前から戦中にかけては理研コンツェルンといわれる強力な企業群を育てる一方で、軍事科学研究にも協力したために、敗戦時に解体されてしまいました。細々と生きながらえ、戦後の苦難の時代を乗り越えた理研は、今やライフサイエンスから地震研究まで、日本をリードする総合研究機関に生まれ変わっています。ただし研究所自体は一貫したプリンシプルを奉じるものとして「理研精神八十八年」を強調しています。研究所を紹介するのが本書の目的ではありませんから内容には立ち入りませんが、その歴史から「ヒーローになれなかった日本の医学」の問題点が見えてくるように思えます。

「科学者たちの自由の楽園」（宮田親平、一九八三年）と謳われた大河内正敏所長時代は、一九二一年から始まりました。ちなみに、ポリオ・ウイルス研究に何度も登場するフレクスナーがロックフェラー研究所の所長に就任したのは一九二四年のことです。理化学と医学の違いはありましたが、ともに民間の優れた研究所として一つの時代を画したのでした。

理研は、発足以来、当時の帝国大学に匹敵するほどの理工系人材を選りすぐります。そこでは、基礎研究と応用研究を一四の研究室が競い合いました。研究活動からセクショナリズム・学閥・年功制を可能な限り排除しようとした姿勢には、ロックフェラー研究所との共通点が見られます。

理研も大学の講座制を採用しませんでした。結果的に、理研の研究や産業団（コンツェルン）の雄図は敗戦によって空しいものになりましたが、苦難を乗り越えて人材を育てた功績は賞賛に値します。たとえば戦後ノーベル賞を受賞した湯川秀樹と朝永振一郎は、共に理研が育てた俊秀でした。一九三一年に誕生した大阪帝国大学の学長長岡半太郎、理学部長八木秀次をはじめ理学部教官の中核はいずれも理研の研究者たちでした。

創造的研究者をここではどんな風に育てたのでしょう。研究者の自主性を尊重する一方で、早くから研究室の業績点検を習いとし、「理研諮問会議（アドバイザリー・カウンシル）」を設置して、国際的な研究協力を進めるやり方は旧来のこの国のアカデミズムにはなかったものです。萌芽的な創造を見出して育てる術にも長けていたのでしょう。今日の理研も産官学の「融合的連携研究制度」を軸に、広く人材と事業の育成に力を注ぐ日本の代表的存在になりました。生命科学研究の拠点としても大きな期待がよせられています。

理研だけではありません。一九世紀から二〇世紀にかけて躍進を遂げたアメリカと日本では、科学研究と技術開発に無限の可能性を嗅ぎ取った人たちが、少なからずいたに相違ありません。アメリカにおける巨額の寄贈には及ばないものの、大阪の財界からは塩見政治、山口玄洞、竹尾治右衛門らの名を冠した理化学研究所・微生物病研究所・結核研究所が大阪大学医学部に寄贈されました（図35）。社会の科学技術志向の上に、フレクスナーと高峰譲吉は領域こそ違え、セクシ

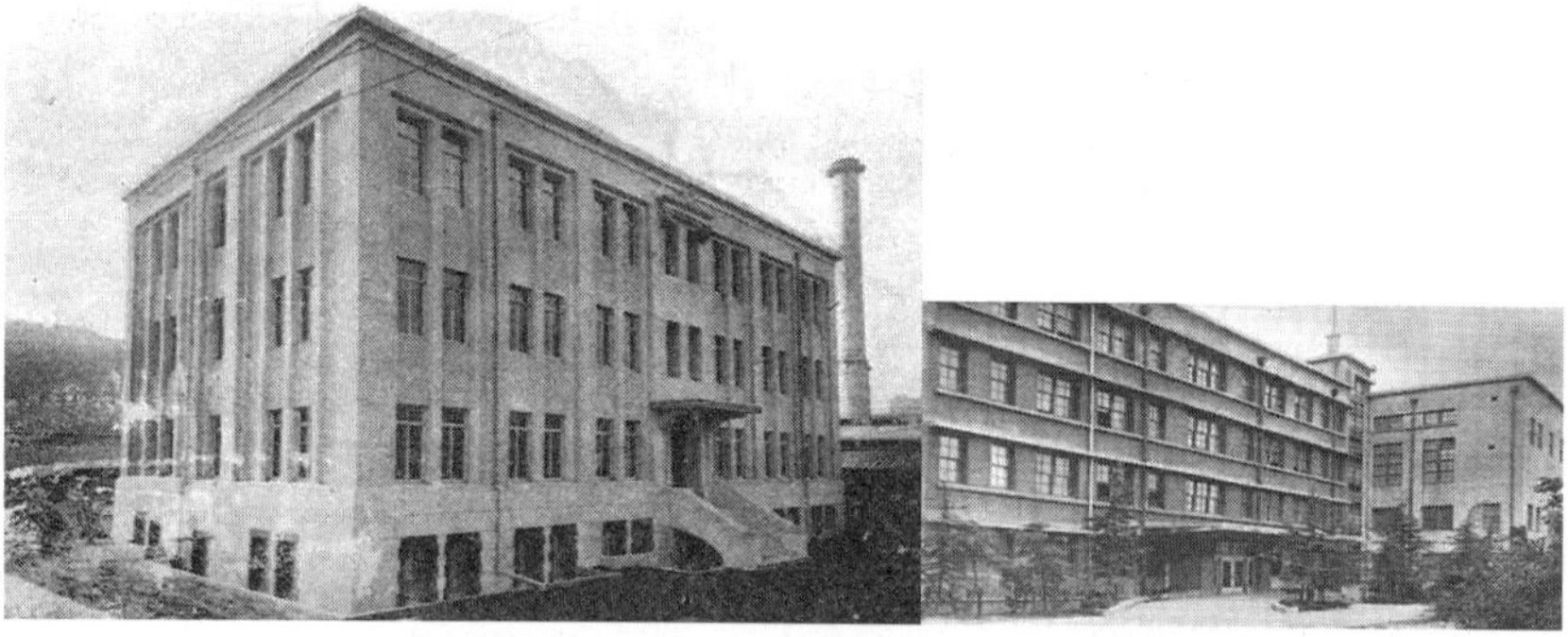

図35　塩見理化学研究所（左、大阪大学理学部の前身）と微生物病研究所、大阪大学医学部附置研究所

ョナリズム・学閥・年功制を排し、講座制を無用とする研究組織を立ち上げたと見ることができます。

こうしてふり返ってみますと、ポリオ・ウイルスの研究とワクチン開発の遅れは一機関の怠慢でもなければ、研究者の無能に帰するわけにもいかないのです。川喜田が指摘する国の体制不備の根は、さらに広く、かつ深いというべきでしょう。

ブレークスルー（風穴をあける）

ワクチン開発を可能にしたのは、組織培養を利用したウイルス増殖法の発明でした。これは伝統的な微生物病研究を一新するブレークスルーです。先進的であった日本の微生物病研究になぜこのようなブレークスルーが生まれなかったのでしょうか。

この問いに答える前に、二〇世紀初頭のアメリカに次々に誕生した生命科学の芽をここで想いだしてください。実は第二次世界大戦前、一九三〇年代にドイツから多数のユダヤ人研究者がアメリカとイギリスに亡命してきたのです。物理学者のアインシュタインが有名ですが、医学・生物学分野の優秀な研究者も多かったのです。一九世紀の末に始まった化学・生理学・生理化学研究の上昇気運が一気にドイツから米英両国に移ります。呼吸やエネルギー代謝の生化学研究が急速に進みました。微生物から人の生命現象や遺伝にまで研究者の関心が広がるとともに、分子レベルに分け入る生命科学の夜明けの時代を迎えていました。伝統的なテーマと方法に固執する研究者は脱落するほかない時代が始まっていたのです。この新しい潮流が日本に波及したのは戦後のことでした。

一九三五年はロックフェラー研究所のスタンレイが、タバコモザイク病ウイルスを純粋に分離し結晶化した年でした。構造と化学組成が一気に解明され、ウイルスは生命体か非生命体かという論争が沸き起こります。これは禅問答のようですが、生命現象に対するより深い理解を生むきっかけになりました。分子生物学のさきがけは肺炎球菌の形質（病原性）を決定する遺伝子DNAの発見でした。これは一九四四年、ロックフェラー研究所附属病院の医師アベリーによるものであり、そして一九五三年、ワトソンとクリックがついに遺伝子構造を解明して二〇世紀の生命科学に革命をもたらしたのでした（二重螺旋説）。ポリオ・ワクチン開発の熱気の中で科学革命が生まれつつあったのです。二〇世紀の後半から、アメリカを中心に、医科学は爆発的な成長をとげますが、その前段にこうした生命科学の一大ブレークがあったことに注目すべきでしょう。

日本では学問の系譜という考え方が有力です。それゆえ異色とか、新機軸を打ち出すことの難しい社会といってもよいでしょう。アメリカは移民と難民の国であって、われわれが長らく慣れ親しんだ村落共同体ではありません。研究者はできる限り異端者であろうとします。自己の存在を相手に認めさせるには、ブレークスルーしかないのです。彼の発明発見やアイデアが、池に石を投げたときの波紋のように広がっていく、波紋は大きいほどよい。その波紋にいち早く気づく研究者がいるのです。アメリカは「打てば響く社会」です。研究者独自の考え方やブレークスルーよりも、出自や所属を尊重する限り日本の科学に明日はありません。

ポリオ制圧はソークとセービン両名だけの発明・発見物語ではありませんでした。それより先んじた研究者を中心に、彼の考え方や研究法に跳びつく人がたくさん、それも畑違いのところにいました。研究開発の世界には、ブレークスルーの情報や起爆力に敏感に反応する人がいるのです。これが研究先進国であり、創造好きの社会というわけです。エンダースの前にウイルス研究の鍵を握る男がいました。カエルの神経再生実験から組織・細胞培養の着想を得たカレルがその人です。そういう目で見れば、二〇世紀初頭のアメリカは、飢えた野心家があらゆる分野に待ち構えている国でした。豊かな未来を夢みて新大陸へ移住した貧しい人々とその子供たちが作り上げた国なのです。

（注1）医師の実践教育という視点が日本の医学教育には長らく欠けていました。医学と医師教育に新風を目指したアメリカの大学は、進んでインターン制度やレジデント制度を組み入れています。前者はヨーロッパの制度を真似たものでしたが、後者はジョンズ・ホプキンス医科大学・病院に始まったのです（一八九〇年）。敗戦後の日本では、アメリカ占領軍の指令でインターン制度を始めましたが、学園紛争で一九六八年にやめました。卒後の臨床研修制度は二〇〇四年に始まりました。ただしこの研修後の体系だった生涯教育は依然として整備されていません。平均寿命が延びた結果、卒業後半世紀以上も医業を続ける医師が増えたことを考えると、これは深刻な問題です。実践教育が不十分であるのは医師に限りません。日本における技術者養成教育に共通した欠陥です。

本書のまとめ

ポリオを制圧したアメリカと日本ですが、それに至るプロセスは全く違いました。輸入ワクチンに頼った日本に比べ、ワクチンを自主開発したアメリカは自国民のみならず地球規模で人類を救い、賞賛をほしいままにしています。何が両者を分けたのか、ポリオ制圧の前史という切り口で日米を比較してみました。その結果、明白な相違が幾つか見つかりました。対応が遅れたとか、対応がまずかったということもありましたが、後先の問題に終わらない、根本的な欠陥が当時の日本の医学・医療にありました。最初に「スペイン風邪とポリオに関する日本の医学史・医療史には空白がある」と書きました。ポリオに関してこの空白を埋めたいと思ううちに、批判の筆が医学と医学教育全般に及んでしまいました。「まとめ」を書く必要を感じたのはそのためです。

悲惨なポリオ禍にアメリカ国民がどのように立ち向かったかを描いた実録ものでは、オシンスキーの著書『ポリオ』（二〇〇五年）が優れています。病原ウイルスの発見からワクチン完成に至るまでの研究を正確にまとめたエガース論文も貴重です。

ウイックマンの詳細な疫学研究とラントシュタイナーの病理学研究によってポリオウイルスの伝染経路とおぼろげな本体が摑めたのは、二〇世紀の最初の一〇年間です。見えない相手というだけでなく、病原体としてのウイルスには、細菌と違ってコッホの四原則（本書四八頁）も通用しなかったのです。死滅した脊髄前角の運動神経細胞だけがポリオの確実な病巣でしたから、ポリオ罹患の証明も困難を極めました。

ウイルスが増殖する部位はサルの中枢神経系だけと信じていた研究者たちは、ウイルスが消化器系に初感染したと報告されても信じなかったのです。改めて消化器系への感染を報告したのはロックフェラー研究所グループとエール大学のグループでした（一九四一年）。したがってウイルスが病原であるという認識から、病気の自然史が明らかになるまでに三〇年かかったことになります。

オーストラリアの流行株がアメリカのウイルスと異なる抗原性をもつというバーネットの発見（一九三一年）も無視されました。こんなことは細菌学の分野ではありえないことでしょう。重要な報告があってもウイルスの場合追試が容易でありませんから、貴重な事実が見逃されたり、無視されたりしたのでした。抗原性の違いからポリオには三種類の株があることが判明したのはもっと後のことです。鼻の奥から嗅神経を伝って脳や脊髄に病原が到達するという従来の誤りを正し、感染者の血液中にウイルスを証明しようと頑張った女性研究者もいました。流行の度に、感染の危険を伴う採血作業が繰り返されましたが、おかげでワクチン開発の正当性が実証されました。間違った先入観が災いして、最後の最後までウイルスを捕え切れなかったといってもよいのではないでしょうか。

そして意外なところから、試験管でウイルスを増殖できることが分かりました。解剖学者の生物実験がもとになったという、予想外の展開でした。こうして、ウイルスをサルの脳に植え継ぐ苦労から研究者がようやく解放されたのです。生体から切り分けて培養された臓器の細胞はウイルスに感染しやすくなるという事実が、最近になって分かりました。旧来の微生物病学では想像もできないことが起きていたのです。まさにヒョウタンから出たコマでした。いくら考えても、やってみないと答えは出ないといわれるとおりの結果になったのです。

複数の大学と研究所がワクチン開発をめぐって先陣争いを展開しました。実験動物の飼育も含め、優れたウイルス研究者・研究助手を揃えたアメリカという国のラボの充実ぶりは他国で真似ができません。「マーチ・オブ・ダイムズ」が集めた巨額の研究資金も施設のフル活動を可能にしたのでした。第二次世界大戦の勝利者であるアメリカ国民には、世界のリーダーとしての自負心、自力で疫病を制圧するという意気込みがあったとしても不思議ではありません。「創造するアメリカ」が二〇世紀の前半にポリオを制圧し、その世紀の後半に情報産業革命をもたらしたという見方もできます。創造をなにものにもまして高く評価する国民性といえましょうか。

ウイルスという顕微鏡でも見ることのできない病原体を相手に、研究者個人は五里霧中という場面にしばしば立ち至ったことでしょうが、解決に向けて研究陣の辿った道は確かでした。ポリオ・ウイルスの病原性・抗原性・分離培養の可能性という風に追い詰めていったプロセスは見事です。患者の病巣を特定し、病巣から病原体を手に入れるという手法には、病理学の定石が役立ちました。そこには医学研究の正しい筋道を見て取ることができます。

実験動物を多数輸入して飼育する必要から、ワクチン開発には早くから製薬業者が関わっていました。エンダースが試験管培養に成功して以来その傾向は加速されます。研究開発部門・生物製剤部門・製品部門・有効性と安全性の検定部門などが拡張され、国の検定と承認を得てソーク・ワクチンやセービン生ワクチンが出荷されていきました。

製薬工業がドイツに源をおくことはよく知られていますが、第一次世界大戦を境に中心はアメリカに移っていました。第二次世界大戦勝利後のアメリカ製薬工業の繁栄と活況は比類ないものでした。ワクチン開発競争には企業研究者の名が頻出します。その背景には、他国にない活発な技術開発と市場制覇の野望があったに違いありません。

ウイルス研究やワクチン開発が、試行錯誤の末に成功したのは、科学的医学の大道を歩んだからだと本書で書きました。このような結論に接して、読者は怪訝な面持ちなのではないでしょうか。科学的でない医学があるのかと。西欧社会では医学がサイエンスというよりもアートであった時代が長かったのです。「アートは長く、人生は短い」という有名な格言が医聖ヒポクラテスによるものであることを想いだしてください。したがってヨーロッパから新大陸へ移植された医学がヨーロッパの先進国（例えばドイツ）以上に、アートというより科学の性格を帯びたものであったというのは、ちょっとした革命であったに違いありません。一九世紀から二〇世紀にかけて、この革命に登場する人物と先導的な医科大学、そして実地調査の上で、医学校に科学的医学の教育を迫ったフレクスナー・リポートについて詳しく述べました。人材育成に果たしたジョンズ・ホプキンス大学やロックフェラー研究所の役割にも触れました。この科学的医学の推進と普及に尽くした近代病院と、とりわけ研究検査室（ラボ）の貢献の叙述には少し力を入れすぎたかもしれません。実際、一九五四年の大規模野外試験の成功は、病院や医師の協力なしには考えられないからです。大学―近代病院―研究検査室の一体化したアカデミック医学センターは、その後も生命科学あるいは医科学の強力な推進者であり続けました。

対照的に西洋医学の歴史の浅い日本では、最初から医学は自然科学（サイエンス）として導入されたわけです。それゆえ、合理的で開明的な西洋文明として、予防医学より治療医学優位の医学が日本で重きを成したのです。

ポリオ禍にたいする両国の対応はこれまで見てきたように大いに異なりました。隔離に頼ったり、怪しげな消毒薬を撒くといった初期の疫病対策には共通したものがありましたが、流行を繰り返すごとにアメリカ側は学習を重ねたと考えてよいのではないでしょうか。二〇世紀はじめのアメリカでのスペイン風邪からポリオ制圧に至った経緯を見てみますと、ウイルス研究とワクチン開発の全てのステップで、記録に残された以上に綿密で粘り強い学習があったように思われます。

日本側はどうだったでしょうか。敗戦の痛手を割り引いても、医学者や衛生行政担当者には危機感が乏しく、繰り返す流行に学ぶ姿勢が見えないのです。大流行の五年から一〇年も前に散発的にせよ動向調査があったとか、ワクチンの自主開発が泥縄であったという「手遅れ」の問題ではないと思います。

日本の医学における治療医学優位のヒエラルキーにも危うさがありました。内科学が最上位で「診断と治療の出番がない予防医学」は軽視されていました。今ひとつ、治療医学優位のヒエラルキーには「無謬の医学」観が厳然としてありました。奇妙なことですが「無謬の医学」は先の「医学＝サイエンス」となって生き延びてきたような気がします。つまり「無謬の医学」観が、失敗に学んで予防医学を発展させる機会を放棄させた、と私は考えているのです。

「無謬の医学」観がいかにしてこの国に居座ったのか。私自身の体験から「閉鎖社会の医学教育とそれを助長した医局講座制」、「学位授与制度」、「近代病院ならびに教育病院の未発達」を主な理由に挙げました。あるいは科学的医学への体質改善を遅らせた理由として、基礎医学と臨床医学の大きな隔たりを繰り返し指摘しました。

エピローグ

国立感染症研究所のホームページをみますと、その沿革を、戦後の旧国立予防衛生研究所に始まるとしています（一九四七年）。これは事実ではありません。すでに詳しく歴史を振り返ったように、起源は北里柴三郎の伝染病研究所に遡るとすべきでしょう。福沢諭吉の助力によって一八九二年（明治二五年）に建てられたものです。研究所の所管をめぐっては、その後、曲折がありました。伝染病研究所を追われた北里らとはその後も確執が絶えませんでした。

戦後一九四七年に東京大学の付置研究所であった伝染病研究所が分割されて国立予防衛生研究所（厚生省所管）が誕生します。時期を同じくして公衆衛生学講座が全国の医科大学に新設されたのは偶然の符合ではありません。予防医学を推進する強硬な政策には、アメリカ占領軍の強い意志が窺えます。一九四七年といえば、敗戦後の混乱のなかで飢えと疫病が国民を苦しめていました。

国立感染症研究所ホームページの記述には、それ以外にも正確を欠く部分があります。たとえば、「昭和三三年に発生したポリオの大流行に対処するため、試験製造及び検定業務の施設が緊急に必要となり、昭和三六年武蔵村山市にワクチン検定庁舎（村山分室）が新築された。さらに村山分室には、昭和三八年にウイルス中央検査部が、また昭和四〇年に麻疹ウイルス部が新設された」とありますが、注釈を要します。すでに述べたように、ポリオの大流行は一九五八年（昭和三三年）だけではありませんでした。その対策としてここに挙げられた施設建設も、実はいずれもポリオ制圧に役立ちませんでした。これは一九六一年の超法規的な生ワクチン輸入と、一斉接種後の後追いに過ぎません。戦後とはいえ、伝染病研究所や予防衛生研究所がポリオ予防、ポリオ根絶にいかに無力であったか、このことについて私は本文中に詳しく説明しました。伝染病から国民を守るという予防医学の使命遂行と、そのための研究基盤や方略が十分ではなかったと思われます。

ポリオだけではありません。一九一八―一九年（大正七―八年）のスペイン風邪大流行に対しても、伝染病研究所には備えがありませんでした。当時はインフルエンザ・ウイルスの正体が判っていませんから無理からぬところもあります。ドイツのプァイフェルによって誤って病原とされたインフルエンザ菌（プァイフェル菌）のワクチンが有効とされました。北里研究所側はこれをスペイン風邪の病原と考えてワクチンを製造販売します。一方、東大の伝染病研究所は、病原を明確にしないままに、ファイフェル菌と肺炎双球菌に対応するワクチンを作っていました（小高健『伝染病研究所』）。

スペイン風邪については、日本側から興味深い事実が見つかりました。スペイン風邪の病原が濾過性の病原微生物（つまりウイルス）に違いない、という日本人の研究が世界の研究者を驚かせました。一九一九年、山内保医学博士ほか二名が英国の医学誌『ランセット』に発表した研究は、患者の血液や痰の濾過成分を注射してスペイン風邪を発症させたという、いわば人体実験でした。インフルエンザ・ウイルスの分離は一九三三年というのが定説ですから、もしも患者血液中の濾過成分で健康人に発症させたというのが事実なら、大変先駆的な業績です。健康な医師や看護婦が被験者であったと記されていますが、山内たちの仕事に対しては、被験者がすでに感染していたのではないかという批判が海外では強く、短い報告以外に続編がなかったことも、信憑性に疑いを抱かせました。

この報告は、一部の日本人研究者の優れた洞察力を裏書する事実ではありますが、当時の国の対策や治療レベルを反映するものではありません。山内保は東京大学医学部出身の医師で、パスツール研究所への留学歴があったといいますが、伝染病研究所の資料はこの件に触れるところがありません。結局、伝染病研究所が有効な手立ても防疫対策も打ち出せぬままに、三八万人もの庶民が死んでいったのです。スペイン風邪の苦い経験が、四〇年後、ポリオ対策の教訓になったでしょうか。残念なことにそのような事実はまったくありません。

では、アメリカはどうだったでしょう。ポリオ・ワクチンの大規模野外試験を指揮したフランシスは、一九三〇年代におけるインフルエンザ・ウイルス研究の主力メンバーでした。ポリオ・ワクチンの実用化に先鞭をつけたソークは、その当時、新参のインフルエンザ・ウイルス研究者でもあったのです。スペイン風邪の大流行後二〇年余もアメリカ側はその病原体を追いかけたことになります。こうした研究の継続がポリオ制圧に生かされた―これが、私のポリオ物語から読者に汲み取っていただきたいポイントです。

しかしこうした事態は明治・大正のことではないか、ポリオも敗戦後の悲劇であって、今さら論じる必要はない、というのが大方の見方かもしれません。では最近の薬害事件をどうみればよいのでしょう。薬害エイズあるいは薬害C型肝炎というのは、いずれもウイルスに汚染された血液製剤に由来する犠牲者です。検定によって、血液製剤の安全性を保証したのは国立感染症研究所（旧予防衛生研究所）でした。汚染の危険性が海外で報じられても、加熱処理によるウイルス不活化が定式化した後も、適切な勧告や対策をとらなかったのです。

感染症ではありませんが、高度成長期の日本に次々と出現した公害事件に、国の予防医学部門はどう対応したのでしょうか。たとえば水俣病であり、四日市喘息です。日本には、一九三八年設立の国立公衆衛生院という立派な研究教育機関がありましたが、公害の研究や予防対策にどれほど積極的に貢献したでしょうか。

その後の事績は、こうした国民の期待を裏切ることばかりでした。地域の保健所・大学の公衆衛生学教室などの尽力と被害者の奔走で原因が解明されても、環境破壊をやめさせることができませんでした。水俣病の原因が有機水銀中毒と分かってからも、チッソ水俣工場の汚染排液を止めさせることができず、患者は増す一方でした。悲惨を極めた被害者たちには、裁判に訴えて僅かばかりの補償費を勝ち取るしかなかった、これが今日まで続く公害の結末です。本来、環境破壊の防止に尽力すべき公衆衛生院は、無為無策のままに一九七四年国立公害研究所と改称し、さらに一九九〇年には国立環境研究所へと改称します。

環境破壊による国民の健康被害はその後も後を絶ちません。最近ではアスベストによる呼吸器障害と中皮腫の発症です。発がん性の危険を指摘する警告は一九七二年にＷＨＯが発していました。国際労働機関（ＩＬＯ）がアスベストの使用禁止を勧告したのは一九八六年、日本では二〇〇四年で、この間には一八年の歳月が経っています。深刻な健康被害をこうむった住民の数が増え、新聞種になってから問題になるという事態は昔も今も変わらないのです。国立環境研究所はいったいなにをしていたのでしょうか。

繰り返されるこうした事態の背景にあるものは何でしょうか。しばしば引き合いに出される「行政の怠慢」というよりも、「現実の課題に立ち向かわない日本の医学」（川喜田愛郎）に問題があると、私は考えます。情報の収集によってことの本質を見抜き、戦略を立てることの不得手の例を、ポリオ禍の対処法に見てきましたが、流行が予測されるにもかかわらずそれに備えようとしない医学者たちには、歯噛みする思いです。自前でポリオ・ワクチンを作れなくとも大規模接種試験を経た外国産ワクチンがあったのです。すでにウイルス伝播が急速に広がっている最中に、ソーク・ワクチンか生ワクチンかの選択をめぐって学者の小田原評定が続きました。このとき、唯一の答えは生ワクチンの一斉投与しかなかったのです。個々の研究者のレベルはともかく、組織としての的確な判断・意思決定と迅速な行動が欠けていました。たとえ立派な研究機関が設置されても、これでは国民を護ることができません。日本の医学と医学教育には重大な欠陥があることがわかります。日米両国におけるポリオ制圧の歴史を知れば知るほど、この思いが募ります。

ポリオ物語が終わりに近づいた今、私はアメリカ医学をあまりにも美化しすぎたのではあるまいか、と反省しています。アメリカでは医療の無保険者が国民の七分の一にもなるというではありませんか。報道に、あるいは映画で伝えられるアメリカの高額医療と医療難民の窮状にはことばを失います。最先端でなくとも「いつでも、どこでも、誰でも」医療を受けられる日本に生まれた幸せを多くの国民が味わっていることも承知しています。「医学がヒーローであった頃」という後ろ向きのタイトルでストーリーを二〇世紀のほぼ前半に絞ったのも、こうした実状を知っていたからにほかなりません。栄光のアメリカ医学が二〇世紀後半にどうしてこのような惨状を招いたのか、すでに李啓充先生の優れた著書がありますが、私も改めて筆を起こしたいと願っています。

ここでは「アメリカ医学の影の部分」というのが医療サービスの配分問題に属するというに留めます。医学・医療が進歩するにつれてその果実の公平な配分には医療行政担当者・医療従事者・保険者の連携と、受益者の費用負担をめぐる国民的な合意が必要です。これまでのアメリカでは、公的保険医療制度は「割り当て（レーショニング）医療」、「社会主義医療」として排斥されてきましたが、今では大統領選挙戦を左右する重大な公約になってきました。先進的な医学教育（卒業前と卒業後）の充実によって世界中の若い医学徒を惹きつけた医科大学にも経営難が忍び寄っていると伝えられています。

二〇世紀前半のアメリカでブレークスルーした科学的医学の大躍進が、今日の医学・医療の窮状とどうつながるのか、本格的な調査研究を必要とします。と同時に世界保健機構から医療の達成度ナンバーワンと称された（二〇〇〇年）日本の公的保険医療制度にもさまざまな不具合が噴出し、存続が危ぶまれています。ポリオ禍の時代に不覚をとったのが「現実の課題に立ち向かわない日本の医学」の落ち度とすれば、今日の医療不在は政策医療を国主導のままに委ねた医学界や医育機関側の責任ではありませんか。

『小児マヒ』の編者、川喜田愛郎は同書の結びに以下のような言葉を添えています。

「いずれを眺めても日本が日本の道を見出すために学ぶべき点は尽きない。昨年来（一九六〇年来）のポリオ問題をめぐる日本の医学、行政の混乱は不幸なできごとであったけれども、今後大切に育てなければならないよい芽があちこちに芽生えつつあるようにみえる。それを枯らすことがあっては恥の上塗りといわなければならないだろう」。

ポリオはやがて地球上から根絶のときを迎えるに違いありませんが、かつての戦場には、苦い思い出と共に数々の教訓が残されているという思いは、私も同じです。

謝辞

私は整形外科が専門ですが、二〇世紀の整形外科は、骨折とポリオに育てられたといっても過言ではありません。それにしても、執筆に際しては大阪大学微生物病研究所のご高名の先生方に助けられました。私の古いウイルス学を更新してくださったのです。加藤四郎大阪大学名誉教授と高橋理明大阪大学名誉教授にはとりわけお世話をかけました。心からお礼を申します。

この小著に登場する日本側のヒーローのお一人、川上勝朗先生は小児科医として今も大阪の吹田市でご活躍中です。渦中の人として当時を活写してくださいました。

私の拙い小論を世に出してくださったのは大阪大学出版会、とりわけ編集者の落合祥堯氏のご尽力です。ストーリーの立て方から言葉使いにまでこだわる本気の編集者の熱で、このような本が仕上がりました。著者と編集者の合作がこの本です。

最後になりましたが、大阪大学生命科学分館の参考調査係、諏訪敏幸氏にもお礼を申します。七〇年以上も昔の論文抄録まで追及してくださった熱意に頭が下がります。

この小著は京都大学医学部整形外科学教室開講百年記念の講演をもとにしました。忘れられた過去を掘り起すよりも、医学のブレークスルー誕生の機微に興味を抱いたのです。機会を与えていただいた京都大学整形外科学教室ならびに同門会に感謝します。

	1957	セービン生ワクチンの治験がソ連で始まる。コプロウスキーのワクチン治験がベルギー領コンゴで始まる
ポリオが指定伝染病に。ソーク・ワクチンの小規模国産化	1959	ＷＨＯ、セービン生ワクチンを世界的キャンペーン
北海道にポリオ大流行	1960	
厚生大臣の決断によりポリオ生ワクチン輸入、一斉接種。 国民皆保険医療制度施行	1961	
日本生ポリオ・ワクチン研究所設立（北里研究所内）	1962	
ＮＨＫ記者上田哲『根絶』を出版	1967	
	1993	セービン死去。享年 87
	1995	ソーク死去。享年 81

高木憲次（東大）が整肢療護園設立。肢体不由児の療育（リハビリテーション＋教育）を提唱	1942	
	1944	ルーズベルト死去
	1945	日本降伏。第二次世界大戦終結
	1946	レダリー社、研究員のコックスとコプロウスキーが生ワクチン開発計画に着手
伝染病研究所（東大）の分割により国立予防衛生研究所誕生、新保健所法制定	1947	
三浦悌二らポリオの血清疫学調査実施	1948–1949	アメリカ小児マヒ財団、ポリオの株種解明に本腰、ソークがその中心に
	1949	エンダース、神経系以外の組織培養系を用いてポリオ・ウイルス増殖に成功
	1950	コプロウスキーが弱毒ワクチンを子供に接種。インフォームド・コンセントなし。マヒ児が出現
	1951	抗原性からポリオ株に３種類あることが判明。 ソーク・ワクチンの予備テスト成功
	1952	ホーストマン、感染早期にポリオ・ウイルス血症を証明。感染に対するワクチンの予防効果を支持
	1953–1954	ソーク・ワクチンの大規模野外試験実施。二重盲検テストに134万余人のポリオ・パイオニアが参加
エンダース法によって甲野・巽・川上がポリオの血清疫学調査実施	1955	４月12日、ソーク・ワクチンの成功がフランシスによって発表された。カッター社のワクチンによるマヒ児の出現

健康保険法（医療保険）施行	1927	
	1928	ドリンカーら「鉄の肺」を開発
	1929	株の大暴落。大恐慌始まる
	1931	バーネット（オーストラリア）、抗原性の異なるポリオ流行株発見
	1932-34	ルーズベルト、第32代大統領に就任。 ロックフェラー研究所・エール大学ポリオ研究班・公衆衛生局の調査研究が本格化。 フィラデルフィア、ロサンジェルスにポリオ大流行
	1935-37	ブロディー、パークおよびコルマーが独自のワクチンを開発し子供に接種。ポリオ発症し、死亡者も。 ルーズベルトの呼びかけで小児マヒ財団設立
国民健康保険法制定。国立公衆衛生院開設、建築費はロックフェラー財団の全額寄付	1938	喜劇俳優キャンターが名づけた「マーチ・オブ・ダイムズ」が小児マヒ財団のために草の根の募金活動開始
	1939	第二次世界大戦勃発。 アームストロング、ポリオ・ウイルスを実験用マウスに接種、（感染発症に）成功
京阪神中心にポリオ流行	1938-1940	
	1940	ケニー（オーストラリア）の治療法がアメリカで広まる
	1941	「マーチ・オブ・ダイムズ」が各地の病院へ「鉄の肺」を寄贈

ポリオ年代記

日　本	西　暦	アメリカ（及びヨーロッパ）
	1784	アンダーウッド（英国の医師）、下肢マヒによって立てない子供の病状記述
	1840	ハイネ（ドイツの整形外科医）、脊髄性小児マヒと脳性マヒを区別し、リハビリテーションも手がける
	1887	メディン（スエーデンの小児科医）、ポリオが伝染病であることを報告
北里柴三郎、私立伝染病研究所設立	1892	
伝染病予防法施行	1897	
国立伝染病研究所設立	1899	
	1893-1930s	アメリカの各地にポリオ大流行。ボストン、バーモント、ニューヨークその他
	1908	ウイックマン（スエーデンの小児科医）、伝染病としてのポリオの疫学を解明、無症候保菌者を重視。 ラントシュタイナー、ポリオが濾過性病原体による伝染病であることを証明。サルに接種し発病させた。 ハリソン、神経組織の体外培養実験に成功
	1912	スエーデンチーム（クリング、ウエルンステット、ペターソン）、小腸とその内容物にポリオウイルス証明
高峰・渋沢らの首唱により理化学研究所設立	1917	
	1921	ルーズベルト、ポリオに罹患（ギラン－バレ病が真相）。その後ニューヨーク州知事 に就任

1992
五斗欽吾『機能的診断学』克誠堂，1920
佐口卓『医療の社会化』勁草書房，1982
シュライオック，R. H『近代医学の発達』（大城功訳）平凡社，1974
菅谷章『日本の病院―その歩みと問題点』中公新書，1981
ダウンズ，R.B『アメリカを変えた本』（斉藤・本間ほか訳）平凡社，1972
高橋理明『ワクチン今昔物語』共立出版，1989
巽稔，川上勝朗，甲野禮作「大阪地方におけるポリオ中和抗体の年齢的分布について」『日本小児科学雑誌』62：368-376，1958
巽稔，赤木信博「本邦におけるポリオの最近の疫学」『綜合臨床』14：1569 － 1580，1965
東京大学医科学研究所100周年記念委員会編『伝染病研究所・医科学研究所の100年』メジカルビュー社，1992
東京都神経科学総合研究所「神経ウイルス感染症とは？」（http://www.timin.ac.jp/medical/11/virus1.html）、「ポリオウイルスの話」（http://www.timin.ac.jp/medical/11/virus2.html）
広重徹『科学の社会史―近代日本の科学体制』中央公論社，1973
藤野恒三郎『日本細菌学史』近代出版，1984
三浦悌二「北日本在住人血清の日本脳炎及び灰白脊髄炎ウィールス中和抗体の年齢的分布」『日本細菌学雑誌』5：313-317，1950
宮田親平『科学者たちの自由な楽園―栄光の理化学研究所』文藝春秋，1983
李啓充『市場原理に揺れるアメリカの医療』医学書院，1998
李啓充『アメリカ医療の光と影』医学書院，2000
若松栄一『苦悩するアメリカの医療』牧野出版，1973

「特集・理化学研究所60年のあゆみ」『自然』12月増刊号，中央公論社，1978
『東京大学医学部百年史』東京大学医学部創立百年記念会，1967
『予研五十年誌1947 － 1997』国立感染症研究所（旧国立予防衛生研究所），1997

Stapleton D.H: *Creating a Tradition of Biomedical Research, Contributions to the History of The Rockefeller University*, The Rockefeller University Press, 2004

Stevens R: *In Sickness and in Wealth-American Hospitals in the Twentieth Century*, The Johns Hopkins University Press, 1999

The Archives Program of Children's Hospital Boston: *Images of America-Children's Hospital Boston*, Arcadia Publishing, 2005

Tognotti E: *Scientific Triumphalism and Learning from Facts: Bacteriology and the 'Spanish Flu' Challenge of 1918*, Social History of Medicine,16, 1:97-110, 2003

Vogel M.J:*The Invention of the Modern Hospital, Boston 1870-1930*, University of Chicago Press,1980

Warner J.H and Tighe J.A: *Major Problems in the History of American Medicine and Public Health*, Houghton Mifflin Co.,2001

Yamanouchi T, Sakakami K and Iwashima S: *The Infecting Agent in Influenza,* The Lancet, 193:971, 1919

(邦文)

アッカークネヒト，E. H『パリ病院　1794 － 1848』（舘野之男訳）思索社，1978

一条勝夫『日本の病院』日本評論社，1982

井上栄『感染症』中公新書，2006

上田哲『根絶』現代ジャーナリズム出版，1967

川上勝朗，巽稔「ポリオ腸管抵抗の成因に関する研究―糞便ポリオ中和物質測定成績」『綜合臨床』13：1189 － 1196，1964

川喜田愛郎編『小児マヒ』岩波新書，1961

小池智「培養細胞のポリオウイルス感受性―Endersへの回答」『ウイルス』56：59 － 66，2006

濃沼信夫『医療のグローバルスタンダード』株式会社ミクス，2000

甲野禮作『ウイルスと人間』玉川大学出版部，1981

国立公衆衛生院『国立公衆衛生院50年のあゆみ』1988

国立予防衛生研究所学友会編『日本のワクチン』丸善株式会社，1967

小高健『伝染病研究所―近代医学開拓の道のり』学会出版センター，

Harvey A.M, Brieger G.H, Abrams S.L, et al: *A Model of Its Kind, A Centennial History of Medicine at Johns Hopkins*, Ⅰ, Ⅱ, The Johns Hopkins University Press, 1989

Heine J : *Beobachtungen Über Lähmungszustände der untern Extremitäten und deren Behandlung*, Stuttgart,1840

Hollingsworth R, Hollingsworth E.J: *Major discoveries and biomedical research organizations: perspectives on interdisciplinarity, nurturing leadership, and integrated structure and cultures*, http://www.umu.se/inforsk/universitetsligan/hollingsworth.html, 2006

Kling C, Wernstedt W and Pettersson A: *Recherches sur le mode de propagation de la paralyse infantile épidémique (maladie de Heine-Medin)*, Premier mémoire, Z. Immunitätsforsch 12:316-323; Deuxieme mémoire, ibd. 12:657-670, 1912

Medin O : *Über eine Epidemie von spinaler Kinderlähmung Verhand.* d.10. Internatl. Med. Kongr. 1891

Oshinsky D.M: *Polio, an American story*, Oxford, 2006

Osler W :*The Principles and Practice of Medicine*, D Appleton, 1892; 10th edition 1925

Reiser S.J: *Medicine and The Reign of Technology*, Cambridge University Press, 1981

Rice G.W, Palmer E: *Pandemic Influenza in Japan, 1918-19 : Mortality Patterns and Official Responses*, Journal of Japanese Studies, 19, 2 : 389-420, 1993

Rosen G:*The Structure of American Medical Practice 1875-1941*, University Pennsylvania Press, 1983

Rutty C.J: *" Herculean Efforts" Connaught and the Canadian Polio Vaccine Story*, Conntact 9, 1996

Sabin A.B: *Present status of attenuated live-virus poliomyelitis vaccine*, JAMA, 162: 1589-1596, 1956

Salk J.E: *Studies in human subjects and active immunization against poliomyelitis*, JAMA,151: 1081-1089, 1953

Simmons J.G: *Doctors and Discoveries-Lives That Created Today's Medicine*, Houghton Mifflin Co., 2002

参考文献

（欧文）

Aaron H. (ed): *The Future of Academic Medical Centers*, Brookings Institute Press, 2001

Barzansky B, Gevitz N (eds): *Beyond Flexner, Medical Education in The 20th Century*, Greenwood Press, 1992

Bonner T.N: *Iconoclast, Abraham Flexner and a Life in Learning*, The Johns Hopkins University Press, 2002

Bordley J. Ⅲ, Harvey A.M: *Two Centuries of American Medicine, 1776-1976*, W.B. Saunders Co., 1976

Bynum W.F, Hardy A, Stephen J et al: *Western Medicine Tradition, 1800 to 2000*, Cambridge University Press, 2006

Bynum W.F: *Science and The Practice of Medicine in The Nineteenth Century*, Cambridge University Press,1994

Crosby A.W: *America's Forgotten Pandemic-The Influenza of 1918*, Cambridge University Press, second edition 2003

Cunningham A and Williams P (eds): *The Laboratory Revolution in Medicine*, Cambridge University Press, 1992

Eggers H.J: *Milestones in Early Poliomyelitis Research (1840 to 1949)*, J. Virol. 73:4533-4535,1999

Enders J.F, Weller T.H, and Robbins F.C: *Cultivation of the Lansing strain of poliomyelitis virus in cultures of various human embryonic tissues*, Science 109: 85-87, 1949

Flexner S, Flexner J.T: *William Henry Welch and The Heroic Age of Medicine*, The Viking Press, 1941

Francis T Jr.: *Evaluation of the 1954 poliomyelitis vaccine field trial*, JAMA, 158: 1266-1270, 1955

Harvey A.M: *Science at the Bedside, Clinical Research in American Medicine, 1905-1945*, The Johns Hopkins University Press, 1981

フローリー, H.（Florey, Howard） 128
ブロディー, M.（Brodie, Maurice） 54, 67, 214
ペターソン, A.（Pettersson, Alfred） 59, 215
ベルナール, クロード（Bernard, Claude） 118, 146, 167
ホーストマン, D.（Horstmann, Dorothy） 59, 61, 62, 66, 213
ポール, J.（Paul, John） 61

ま　行

三浦悌二 39, 40, 213
メディン, K（Medin, Karl Oskar） 22, 23, 30, 56, 215
モール, F.（Mall, Franklin Paine） 115

や　行

八木秀次 190
山内保 205
山口玄洞 190
湯川秀樹 190

ら　行

ラエネック, R.（Laennec, Rene） 117
ラントシュタイナー, K.（Landsteiner, Karl） 25, 47, 50, 125, 196, 215
李啓充 209
リバース, T.（Rivers, Thomas M.） 63, 64, 75, 90, 125
ルーズベルト, F.（Roosevelt, Franklin D.） 70, 72, 89, 90, 213, 215
レフラー, F.（Loeffler, Friedlich） 25
ロックフェラー, J.（Rockefeller, John Davison） 107, 124, 125, 134
ロビンス, F.（Robbins, Fred） 73

ワトソン, J.（Watson, James D.） 192

竹尾治右衛門　190
巽稔　40, 99, 213
チェイン, E.（Chain, Ernst）　128
ディマジオ, J.（DiMaggio, Joe）　72
朝永振一郎　190
ドリンカー, P.（Drinker, Philip）　25, 26, 214

な　行

長岡半太郎　190
野口英世　51, 154, 163

は　行

ハイネ, J.（Heine, Jacob von）　22, 23, 56, 215
パーク, W.（Park, William Hallock.）　54, 67, 214
パスツール, L.（Pasteur, L.ouis）　38, 117
秦佐八郎　12
バーネット, F.（Burnet, Frank. M.）　53, 196, 214
ハリソン, R. G.（Harrison, Ross G..）　112-115, 215
ハルステッド, W.（Halsted, Williams S.）　149
ビング・クロスビー（Bing Crosby, Harry Lillis Crosby）　72
ファイフェル, R.（Pfeiffer, Richard Friedrich Johannes）　204, 205
ファレル, L. N.（Farrell, Leone N.）　92
フォリン, O.（Folin, Otto）　123, 135
福沢諭吉　121, 155, 203
ブライト, R.（Bright, Richard）　150
フランシスJr., T.（Francis Jr., Thomas）　75, 89, 90, 95, 125, 163, 206, 213
古井喜美　20
フレクスナー, アブラハム（Flexner, Abraham）　132-136, 173, 199
フレクスナー, サイモン（Flexner, Simon）　50-53, 59, 60, 62, 65, 66, 73, 83, 126, 127, 130, 135, 136, 189, 190
フレミング, A.（Fleming, Alexander）　128

川上勝朗　40, 99, 213
川喜田愛郎　17, 21, 37, 97, 171, 208, 210
北里柴三郎　12, 121, 154, 155, 165, 167, 203, 215
キャンター, E..（Cantor, Eddie）　70, 214
クスマール, A.（Kussmaul, Adolf）　23
クリック, F.（Crick, Francis H.）　192
クリング, C.（Kling, Carl）　59, 215
ケニー, E.（Kenny, Elizabeth（Sister Kenny））　32, 33, 214
甲野禮作　19, 40, 99, 153, 164, 213
コックス, H.（Cox, Herald.Reah）　68, 213
コッドマン, E.A.（Codman, Ernest A.）　149
コッホ, R.（Koch, Robert）　25, 47-49, 117, 119, 121, 196
五斗欽吾　124
コプロウスキー, H.（Koprowski, Hilary）　68, 212, 213
コルマー, J.（Kolmer, John）　54, 214

さ　行

ジェンナー, E.（Jenner, Edward）　38, 103
塩見政治　190
渋沢栄一　188
ジンサー, H.（Zinsser, Hans）　83
スタンレイ, W.（Stanley, Wendell Meredith）　192
セービン, A.（Sabin, Albert B.）　55, 60, 63-66, 68, 69, 82, 83, 89, 93-99, 104 114, 125, 157-160, 193, 198, 212
ソーク、J .（Salk, Jonas）　37, 41, 53, 54, 63, 65, 66, 68, 69, 75, 82, 83, 86, 88-96, 98, 99, 104, 110, 158, 163, 166, 193, 198, 206, 208, 212, 213

た　行

タイラー, M.（Theiler, Max）　55, 94, 114, 125
高木憲次　34, 35, 213
高峰譲吉　188, 190

人名索引

あ　行

アームストロング, C.（Armstrong, Charles）　54, 55, 214
アインシュタイン, A.（Einstein, Albert）　192
アベリー, O.（Avery, Oswald, T）　192
アンダーウッド, M.（Underwood, Michael）　23, 215
ヴァン・スライク, D.（Van Slyke, Donald Dexter）　123, 125, 127
ウイックマン, I.（Wickman, Ivar O.）　30, 75, 196, 215
ヴィルヒョウ, R.（Virchow, Rudolph Ludwig Karl）　119
ウエラー, T.（Weller, Thomas）　73
ウエルチ, W.（Welch, William Henry）　119, 120, 126, 135, 162
ウェルンシュテット, W.（Wernstedt, Wilhelm）　59
エジソン, T.（Edison, Thomas Alva）　107
エリオット, C.（Eliot, Charles William）　162
エンダース, J.（Enders, John Franklin）　57, 58, 63, 64, 73-75, 80, 82-84, 89, 91, 104, 114, 115, 147, 148, 164, 193, 198, 213
大河内正敏　189
オコンナー, B.（O'Connor, Basil）　70, 72, 90
オスラー, W.（Osler, William）　120, 125, 126
オリッキー, P.（Olitzky, Peter）　64, 114

か　行

カーネギー, A.（Carnegie, Andrew）　107
ガフキー, G.T.A.（Gaffky, Georg Theodor August）　48
カレル, A.（Carrel, Alexis）　64, 113, 114, 125, 193

小野　啓郎（おの　けいろう）

1930年生まれ

1955年　大阪大学医学部卒業

1972年　大阪大学教授（整形外科担当）

1993年　大阪大学医学部長

1994年　大阪大学医学部を定年退職（名誉教授）

1994年　大阪厚生年金病院院長

2004年　大阪リハビリテーション専門学校校長、現在に到る

永年医学教育に携わり、その反省を踏まえて医学教育改革に関する活動・提言に従事。高齢社会における介護・福祉分野へのリハビリテーション専門技術導入を目指している。

阪大リーブル7

医学がヒーローであった頃

ポリオとの闘いにみるアメリカと日本

発　行　日　2008年6月20日　初版第1刷

著　　　者　小　野　啓　郎

発　行　所　大阪大学出版会
代表者 鷲田清一
〒565-0871
吹田市山田丘2－7　大阪大学ウエストフロント
TEL・FAX　06-6877-1614（直通）
URL：http://www.osaka-up.or.jp

印刷・製本　㈲都野印刷所

ISBN 978-4-87259-240-5 C1347